急腹症中西医结合护理手册

主审　王西墨

主编　王玉玲

U0339406

天津出版传媒集团

天津科技翻译出版有限公司

图书在版编目(CIP)数据

急腹症中西医结合护理手册 / 王玉玲主编 . — 天津：
天津科技翻译出版有限公司 , 2018.12
ISBN 978-7-5433-3899-9

Ⅰ.①急… Ⅱ.①王… Ⅲ.①急腹症－中西医结合－
护理学－手册 Ⅳ.① R473.6-62

中国版本图书馆 CIP 数据核字 (2018) 第 262955 号

出　　版:天津科技翻译出版有限公司
出 版 人:刘 庆
地　　址:天津市南开区白堤路 244 号
邮政编码:300192
电　　话:022-87894896
传　　真:022-87895650
网　　址:www.tsttpc.com
印　　刷:唐山鼎瑞印刷有限公司
发　　行:全国新华书店
版本记录:880×1230　32 开本　5.5 印张　200 千字
　　　　　2018 年 12 月第 1 版　2018 年 12 月第 1 次印刷
　　　　　定价:28.00 元

编委会名单

主　　审　王西墨
主　　编　王玉玲
主编助理　王文锐　姜　萌　王　丽
编　　委　（按姓氏汉语拼音排序）

柏丽莉	陈艳(1)	陈艳(2)	陈　盈	陈　颖
傅友雯	高　巍	姬秀红	李　萍	李　悦
李　越	李英艳	刘　京	刘　伟	卢　丽
苗　茜	秦玉珠	宋莉彰	孙　彤	孙　燕
孙永彬	王建茹	王丽丽	王素婵	杨效梅
曾　燕	张　虹	张　萍	赵振梅	郑　霞
郑红宇	庄　艳			

编　　者　（按姓氏汉语拼音排序）

白秀丽	陈玥瑶	崔瀛元	范军臣	傅姗姗
郭茜茜	孔凡美	李　娟	李鹏阳	连　佳
刘　杰	刘　洁	刘　爽	刘海娜	刘浚秀
刘新航	卢桂津	门华琳	潘星月	宋春霞
孙　静	孙小玲	索　蕾	田锡铭	王　迪
王　楠	王立伟	王子静	夏鹏鹏	杨　佳
杨　玄	于　萌	于晓光	袁　珊	张　萌
张　苗	张慧敏	张家美	赵　培	周　会

朱　洁

校　对（按姓氏汉语拼音排序）

高美燕　勾立新　李金亭　李艳霞　王志敏

序

　　由王玉玲主编的《急腹症中西医结合护理手册》即将出版。主编在出版前约我为之做序，因此有幸先对书稿进行了粗略阅读。在此简述所感，供读者参考。

　　随着护理学一级学科的确立，护理工作在医疗活动中的作用日趋重要，护理对象从住院患者扩展到健康人群，护理时间从住院时间延长到全生命周期过程，致使整个护理工作范围不断拓宽。天津市南开医院中西医结合护理作为国家中医药管理局重点专科项目，充分将中西医结合护理理念、方法应用临床，服务患者。值得一提的是，主编在传承中西医结合基础理论的基础上，总结临床护理实践，科学归纳，突出专科性，探索中西医结合护理新模式，全方位、立体地展现了中西医结合护理临床工作的现代化，这是本书特色之处，也是中西医结合护理与时俱进的精髓所在。本书以急腹症典型病种中西医结合护理为范例，介绍了急腹症14个病种的中西医结合护理方案、路径化中西医结合施护单和中医护理技术护理处方，具有实用性和推广价值。

　　祝各位读者能开卷有益，通过对本书的学习在护理工作中为患者提供良好的休养环境，把医生的治疗方案有效落实的同时，不断创新和发展，更好地为患者提供专业服务。

关成中

2018年10月

前　言

"坚持中西医并重，传承发展中医药事业"。这是习近平总书记在中国共产党第十九次全国代表大会报告中提出的。

护理学（Nursing Science）是医学科学的一个重要组成部分，是以基础医学、预防医学、康复医学以及相关的社会科学、人文科学等为理论基础的一门综合性应用学科。随着各专科的发展，护理已逐渐发展成为一门独立的学科和专业，并创立了本专业自身的理论体系，具有很强的科学性、技术性、社会性和服务性。中医护理是中医药学的重要组成部分，是体现中医特色优势的重要方面。中西医结合护理学集中西医护理特色之长，将两者优势互补，共同为广大群众的健康服务。

在吴咸中院士中西医结合思想引领下，中西医结合治疗急腹症取得辉煌成绩。护理作为医院重要组成部分，肩负着维护患者健康、促进患者康复的任务，南开医院中西医结合护理工作，紧随医院前行的步伐和中西医学科的发展，以"西医护理强实力、中医护理增特色、中西医结合为根本"作为发展理念，落实"中医医院护理工作指南"，扎实开展中西医结合护理工作。南开医院中西医结合护理学为国家"十二五"重点专科建设项目（已于 2017 年 11 月完成验收），是全国十八所中医护理骨干人才培养基地之一。借助我院急腹症临床医学中心的平台和强大的重点专科、学科实力，在认真学习国家中医药管理局下发的 52 个病种"中医护理方案"的基础上，总结多年的临床护理经验，总结编写了《急腹症中西医结合护理手册》，包含急腹症 14 个病种的中西医结合护理方案、路径化中西医结合施护单和中医护理技术护理处方，供广大中医医院、中西医结合医院、综合医院中医科护理工作者学习借鉴。

经过编委们多次讨论、精心准备、反复通读，力争做到编写内容符合临床需求。由于理论水平和实践经验有限，难免会存在一些疏漏和不足，敬请广大护理同仁提出宝贵意见或建议，便于我们在今后不断补充和完善。

2018 年 10 月

目　录

第一篇　总论

第一章　中西医结合护理发展

护理一词最早来源于拉丁文"nutrire",意为"滋养、使健壮",通过历史的不断演化,如今已成为一门独立学科。而中医护理和西医护理在人类历史发展过程中,均为促进人类的健康做出了贡献。事实上,两者有其各自的理论体系和认知基准,同时具有各自的优势与不足。细细推敲,中西医护理之间的关系犹如鸟的一对翅膀,缺一不可,密不可分,相互补充而又不可替代。对于临床护理而言,两者在本质、内涵上具有同一性。

中医护理学是一种以中医基础理论体系为指导,运用整体观念的理念,临证护理的方法,传统的特色护理技术,结合预防、保健、康复和医疗等措施对护理对象施以辨证施护,以促进人们健康的一门应用科学。

西医护理学(现代护理学)是自然科学和社会科学相互渗透的一门综合性的应用学科,是以基础医学、临床医学、预防医学、康复医学以及与护理相关的社会、人文科学理论为基础,形成其独特的理论体系、应用技术和护理艺术,为人们整个生命现象的全过程提供全面、系统、整体的服务。

中西医结合护理,既沿袭了中医护理的特色,又充分运用现代护理知识。它将护理学科的两个分支有机结合,将西医的护理程序应用在中医护理中,使中医护理规范化;将中医护理理念及操作技术应用于西医护理中,丰富了西医护理的内涵。两者理论体系、护理实践等方面相互联系、相互补充、相互渗透、相互完善,辨病、辨证与辨证护理相结合,促进临床护理的发展及患者的健康服务。

一、中、西医理论体系的构建

1. 中医护理的起源：中医护理和祖国传统医学相伴发展，共同经历了起源、形成、发展、成熟等阶段。中医历来主张"三分治，七分养"。早在远古至春秋战国时期，中医护理处于萌芽阶段，秦汉时期伴随《黄帝内经》《伤寒杂病论》等医药典籍的相继问世，奠定了中医护理的理论基础，这一时期也是中医护理发展的承上启下阶段。《黄帝内经》是我国现存最早的一部医经典著，书中系统地阐述了人体的基本结构、生理病理及疾病的预防保健、治疗、护理等，从生活起居、饮食宜忌、情志与用药护理及病情观察等护理活动进行了详细论述，还就当时的病症提出了针灸、导引、推拿、热熨等护理技术。《神农本草经》详细介绍了药物的特性，如四气（寒、热、温、凉）、五味（酸、苦、甘、辛、咸）、用药七情（单味、相使、相畏、相杀、相恶、相须、相反）等，为具体用药提供了指导。《伤寒杂病论》将中医基础理论与医疗活动、临床实践结合，引入辨证施护的理念，其所述的八种用药方法（汗、吐、下、和、温、清、补、消）及护理措施具有重要指导意义，同时还在书中介绍了灌肠法、舌下给药法、胸外心脏按压术并强调饮食禁忌原则，也为中医护理的辨证施护开了先河。后汉时期，名医华佗模仿虎、鹿、熊、猿及鸟的动作形态，创作了具有保健意义的五禽戏，这是我国最早出现的康复护理措施。清代钱襄著写的《侍疾要语》是中国第一部中医护理学专著，论述了日常饮食、生活起居及年老患者的护理，对延年益寿具有重要的意义。经过千百年反复的临床实践与诸多医家不断的探索与发展，中医护理体系逐渐趋于成熟完整且系统化，中医护理也渐渐地成为一门独立的学科。

2. 西医护理的起源：西医护理同样经历了漫长的演变过程，从远古时代的自我护理，中世纪的宗教护理，到19世纪，护理被定义为在医生的指导下，照顾生病的人；1860年，西医护理产生后，也随着临床医学逐渐流传到中国。南丁格尔提出，护理既是一门艺术同时也是一门科学，应从最低程度的消耗患者的生命力出发，使周围的环境保持舒适、安静、美观、整洁、空气清新、阳光充足、温度适宜。此外，还要合理地调配饮食。1980年,美国护理学会对护理重新定义:是诊断和处理人类对现存的和潜在的健康问题的反应。由此,护理逐步形成了一门独立的学科。

3. 中西医护理目标一致:中医护理学的发展与现代护理学的发展经历了相似的历程,不同的是,现代护理学成为一门独立的学科始于19世纪,而中医护理学是在20世纪50年代。它们是护理学的两个分支,都是以解决人的健康问题为目标。随着西医文化的传入,东西方医学产生了巨大的冲击与交融,西方医学注重局部解剖,而中医讲究整体疗效;西医注重肌体局部病理,中医则以"人"为中心。尽管中医和西医起源、认知方式、价值观等方面存在巨大的差异,但两者也有相似之处,如中医经过几千年检验形成的"天—地—人"医学模式与现代医学的"生物—心理—社会"观念不谋而合;中医有生活起居、饮食宜忌、情志护理及用药护理等,西医有饮食活动护理、心理护理、用药指导及健康教育;中医指出"心病禁咸",西医也明确表明,高血压患者需低盐饮食。以唐宗海、朱沛文、恽铁樵、张锡纯为代表的中西汇通学派,认为中医和西医分别有各自的特色和优势,虽然起源不同,但均为医药治病,可以相互融合。张锡纯所著的《医学衷中参西录》充分揭示了中西医结合的理念,彰显了中西医结合的优点。

二、中西医结合护理的主要内容和实践现状

1. 中西医结合病情观察:病情观察是护理工作的重要内容,全面、细致、及时、准确是提高护理质量的重要环节。在对中西医结合护理途径的探讨中,将西医的生命体征观察与中医四诊有机地结合起来,通过观神态、量体温、摸脉搏、看舌象、听声音、嗅气味、问饮食、睡眠、二便等取两者之长,既辨病又辨证,比单纯用中医或西医观察更加完善、细致。例如,测体温不仅要知道体温高低,还要结合其有无恶寒、出汗以及舌象、脉象、大小便等,区分其究竟属于表里、虚实,为辨证施治和辨证施护提供临床依据。摸脉不仅要按西医要求观察频率、节律等,同时要按中医诊脉的理论区分各种脉象,以辨别人体虚实和病邪深浅。

2. 辨病和辨证相结合的护理:西医护理遵从辨病施护。不同疾病给予对症的护理。即同病同护、异病异护、专病专护,也就是所谓的"护病"。而中医护理则更加侧重于宏观,通过调节人体的自身组织能力,恢复脏腑气血的正常关系,强调人与自然的和谐统一,追求天人合一的理想境界,强调人本身就是一个和谐统一的有机整体。中西医结合护理即是将"辨病"和"辨证"结合起来,例如对高热患者的护理中,西医常用药物或物理方法降温;中医则根据证候采取不同的护理方式,如发热、恶寒、苔白、脉浮者,宜解表疏散,喝热汤、盖被安卧等促使邪从汗解。而高热无恶寒、苔黄、脉洪等里热证,宜清热、冷敷降温,效果最好。说明中西医结合辨证施护,不仅丰富了护理内涵,增加了护理内容,也提高了护理质量。

3. 中西医结合的情志护理:中医基础理论中有专门关于情志与脏腑功能的论述,不同的情志对应着不同脏腑的病变,从而进行不同的情志观察和护理内容,例如喜伤心、怒伤肝、思伤脾、忧伤肺、恐伤肾等,情志的刺激可对各脏器有不同的影响。西医根据心理学观点,通过积极的语言、表情、态度和行为去影响患者的心理状态,消除不良的情绪反应,促进其向健康方向发展。因此,中西医结合的情志护理更具有针对性,更有利于疾病的恢复。

4. 中西医结合的饮食护理:合理的饮食是促进疾病恢复的重要环节。中西医饮食护理各有特点。西医通过计算饮食的热量及营养成分,根据疾病的特点配制成各种治疗膳食。中医认为各种食物都有不同的性味,应根据疾病的不同属性,结合患者的脾胃虚实和运化功能制订各种膳食。如果将两者结合起来,在西医流质、半流质、软质、普食四种基本饮食护理基础上,结合中医"药食同源"和病症寒、热、表、里、虚、实,根据食物寒、热、温、凉四性和辛、甘、酸、苦、咸五味辨证实施饮食护理,制订不同病症食疗方案,创立一套科学的、有民族特点的中西医结合饮食学,既符合疾病的饮食治疗原则,又贴近患者的日常生活。例如,糖尿病(消渴)的食谱按照患者的体重计算每日所需的总热量及糖、蛋白、脂肪的比例,还可根据中医饮食分类,选择降糖止渴的食物(如山药、洋葱等),使糖尿病患者的食谱既丰富又能更好地配合治疗。

5. 中西医结合的生活起居护理:患者的居住环境,中西医都要求做到清洁、整齐、舒适、安静。但西医对病室的温度、湿度以及特殊病室的细菌数等有一定的标准,有统一的管理制度。均为了保证患者有适宜养病和治疗的环境。中医则根据"六淫致病"的学说及辨证的观点,对风、寒、暑、湿、燥、火引起的不同病症,生活起居有不同的护理要求。如气血两亏、阳气不足的老年患者应注意保暖,不可受风、受凉等。因此,中西医结合护理,可使患者的生活起居更为科学合理,更符合人们的生活习惯,对患者的恢复更有促进作用。

三、中西医结合护理的意义

1. 中西医结合护理充分体现整体护理的观念:现代的整体护理和中西医结合护理有着十分相似的内涵。整体护理已成为现代护理的发展趋势,充分体现了生物—心理—社会—环境的整体护理观念。中西医结合护理是辨证施护与整体护理的有机结合,根据中医辨证、西医辨病提出护理问题,进行辨证分型,制订护理计划,再实施、效果评价。

2. 中西医结合护理可充分满足人们的健康需求:随着生活质量的提高,越来越多的人关注对健康的需求。中西医结合护理是将现代的整体护理与中医护理两者有效的结合,是具有中国特色的整体护理,对其临床护理本身的发展也起到积极的促进作用。中西医护理无论在理论上还是技术上都各有优势,但护理对象是人,单纯的中医护理和单纯的西医护理不能满足人们对护理的要求。中医养生学认为,人体应顺四时变化,来调摄情志、起居、饮食等方面的护理,对防治疾病有重要意义。

四、中西医结合护理学科发展沿革

中西医结合护理学的产生与发展,与现代医学的渗透密不可分。自从西方医学传入我国,唐宗海、张锡纯等医者提出了"折衷归一""衷中参西"等中西医汇通互参的观点,旨在"取彼之长,补己之短"。在接受西方医学新知识、新经验、新技术、新论点的同时，也学习并接受了护理理论和技术。中西医结合护理学是取中医护理、西医护理及新兴边缘学科的护理研究之所长，运用现代科学知识，结合中医理论知识与方法，探讨人类增进健康和保持健康，提高人类生活质量而采取的实践过程。

20世纪50年代以来，国家十分重视中医事业的发展，提出"中西医并重"的医疗方针。1992年国家标准《学科分类与代码》将"中西医结合医学"列为一个学科。随着中西医结合临床医学的不断发展，中西医结合护理学的发展已超越了临床医学的范畴，形成了与临床医学既有交叉又有不同的独立的学科体系。1999年，我国开始了中医护理本科教育，目前全国有23所高等中医院校招收护理专业本科学生，大部分是西医护理学专业，其中有5所院校开设中西医结合护理学专业。2002年国务院学位委员会办公室批准在中西医结合博士学位点下设中西医结合护理学硕士学位二级学科。目前全国有15所高等中医院校招收护理专业硕士研究生，其中有3所院校招收中西医结合护理方向硕士研究生。2009年，中西医结合护理博士点诞生，这是中西医结合护理学科发展的新的里程碑。

五、中西医结合护理的发展趋势

1. 中西医结合医学已作为一门独立的学科在我国正式确立：护理学早已成为一门独立学科，而中西医结合护理目前仍是护理学的一个专业方向。随着中西医结合护理的不断充实、完善和发展，中西医结合护理能否成为一门独立学科还有待论证。

2. 确立中西医结合护理人才的培养模式：21世纪人们的护理需求将发生巨大的变化，护理工作的范畴也不断拓宽，护理对象从患者延伸到健康者，护理人才的培养目标转变为既能掌握现代护理知识和技能，又能掌握中医的辨证施护、整体护理的德、智、体全面发展的中西医结合高级护理人才。参与编写的由人民卫生出版社出版的《中西医结合护理》专业教材已正式出版发行，这更加推动了中西医结合护理的发展。

3. 中、西医结合护理研究：任何学科的发展都有相应的科学研究，护理科学研究是护理学科的薄弱环节，中西医结合护理应从现有经验型护理转向科学型护理模式。在中西医结合护理的内容、方法、管理及人才培养方面进行深入探索，运用护理程序（辨证施护）为患者制订个性化护理方案，将中医临床护理专业知识与现存的护理科学研究结合起来综合考虑，通过现代先进的科学技术对中医护理理论和临床护理实践的作用机制进行研究，使其中西医结合护理更具有科学性，推动中西医结合护理向纵深发展，开辟中西医结合护理研究的新天地。

4. 中西医结合护理逐步与国际护理接轨：随着中医学向西方国家的不断渗透，西方国家越来越重视中医中药的研究与开发，而在中医护理方面几乎是空白。近几年，其对中医护理学也开始有所认识。已有很多西方国家和地区愿意与我国联合办学，发展中医护理学。我国港、澳、台地区也越来越重视中医护理学，并打算开设中医护理专业。相信走中西医结合护理的道路，发挥中西医结合护理的特色，是我国护理学走向国际市场的一条出路，并将逐步与国际护理接轨。

随着人们对健康要求的提高，中西医结合护理以其独特的优势受到世界范围的普遍关注。中西医结合护理在医疗实践中将势在必行。近20年来，中西医结合护理在我国已逐步发展，但仍处在发展的初期，还需要我们加大对中西医结合护理各个方面的投入，努力使中西医结合护理不断地充实、完善和发展。中西医结合护理是我国护理改革发展的必然趋势。

六、中西医结合面临的机遇与挑战

随着护理学一级学科的确立，中医护理学已被国务院学位委员会办公室列为护理学二级学科，进一步发展与完善，设立了护理重点专科建设项目，2009年国家中医药管理局第一次将"中医护理学"列为重点学科建设项目，2010年下发了《中医医院护理工作指南》，并在管理年活动中进行应用，其重点围绕并突出中医特色，以中医辨证论治为根据开展护理工作。明确提出西医院校毕业的护理人员必须系统接受中医理论培训,积极开展中医护理技术项目,每个护理单元开展中医护理操作项目不少于 2 项。随后《中西医结合医院评审标准》,"关于中医、中西医结合医院以患者为中心,以发挥中医药特色优势提高中医临床疗效"为主题的持续改进活动方案,《加强中医护理工作意见》等文件的出台,更促进了中西医结合医院进一步加强内涵建设,发挥中医药特色优势,提高中医临床疗效,提升医院整体服务和管理水平,为人民群众提供更加优质的中医药服务。

2016 年 2 月,国务院发布《中医药发展战略规划纲要(2016—2030年)》,《纲要》中明确促进中西医结合为一项重点任务,需运用现代科学技术,推进中西医资源整合、优势互补、协同创新。同年 8 月国家中医药管理局印发《中医药发展"十三五"规划》,明确指出通过强强联合、优势互补、目标同向等形式促进中西医结合工作,提升中西医结合服务内涵。在新的发展理念的引导下,今后的工作中如何突出中西医结合护理特色优势,培养传承人才,充分挖掘中西医结合护理服务潜力,并在科学技术飞速发展的情况下,运用现代化的技术手段,创新中医技术,利用信息化及互联网来扩大中西医结合护理的服务面是我们面对的新的挑战。

第二章　中西医结合护理特色病房的建立

2003年根据《中医药事业"十五"计划》，国家中医药管理局在全国中西医结合医院中重点开展中西医结合医院创建工作，努力打造一批中西医结合特色突出、专科优势明显、临床疗效显著、管理科学、具有示范带动作用的中西医结合医院，这标志着中西医结合护理工作全面走向规范化、科学化、特色化。2010年结合中医护理工作的基本要求，国家中医药管理局发布《中医医院中医护理工作指南》，主要针对做好中医护理工作的关键环节，从管理体系与职责、人员管理、临床护理实施、质量评价等四个方面指导各中医医院的中医护理工作。2011年为指导进一步做好中西医结合医院管理和建设工作，充分发挥中西医结合的特色和优势，国家中医药管理局印发《中西医结合医院工作指南（2011年版）》，《指南》中明确指出中医护理工作坚持从临床实际出发，以患者为中心，充分发挥中医药特色和优势，促进中医护理工作的持续改进，不断提高中西医结合医院的护理水平。在此基础上，中医医院管理年活动开展中西医结合医院检查评估、三级中西医结合医院等级评审、三级中西医结合医院以"以患者为中心，发挥中医药特色优势提高中医临床疗效"为主题的持续改进活动、大型中医医院巡查，均促使中西医结合医院工作更加具有方向性，中西医结合护理也在医院的发展中不断完善，护理管理工作趋于成熟。

国家中医药管理局在《加强中医护理工作的意见》中指出遴选、建设一批具有示范带动作用的国家级和省级中医护理重点专科，探索创新中医护理重点专科建设模式。2012年国家中医药管理局实施"十二五"重点专科建设项目,在临床实际工作中根据《国家中医药管理局重点专科建设标准》,加强重点专科内涵建设,传承、推广专科中医特色护理技术、经验方法,加强中医护理重点专科协作组建设,组织编写并实施中医护理方案,构建学术、技术交流平台,开展学术交流、技术协作、技术指导、技术推广和科学研究,促进中医护理技术创新和学术进步。中医护理重点专科项目的确立和实施对于进一步推动中医护理向科学化、专业化、规范化方向发展起到了加速剂的作用。

近年来国家卫生和计划生育委员会及国家中医药管理局对中西医结合护理工作的重视程度日益凸显,在中西医结合医院建设特色病房势在必行。中西医结合特色病房的构建要求人员结构合理、严格的质量评价标准、特色的护理技术及服务能力、浓厚的文化氛围及科学的管理手段,在特色病房建设过程中护理工作应始终秉承"西医护理强实力,中医护理增特色,中西医结合为根本"的护理理念,坚持走中西医结合道路,注重传承经典、不断创新,保持和发挥中西医结合特色优势,在日常管理过程中促使各项护理行为规范化、科学化、标准化。

一、人员结构

1. 护士长具有主管护师及以上技术职称,专科以上学历,系统接受过中医知识技能岗位培训,能够指导护士开展辨病辨证施护和运用中、西医护理技术。

2. 病区护士系统接受中医护理培训率达 80% 以上,并按要求完成 N0~N4 分层次培训内容,包括与层级要求相适应的临床能力和相关知识的培训和考核。内容涉及中西医基础理论、临床辨证施护、护理质量标准和中西医护理技术、护理管理能力、科研能力等。

3. 人员比例结构合理,N1:N2:N3:N4 符合 4:3:2:1 要求。护士长按层次和岗位适应能力安排护士工作,体现能力对应的原则。

二、中西医结合护理特色病房质量评价标准

质量是医院管理的核心,是为广大人民群众提供健康服务的保证。护理质量更是医院质量建设的一项重要内容,同时也是衡量医疗服务

质量的重要标准之一。在中西医特色病房建设中树立标准意识,构建标准化护理体系,优化护理流程,规范临床护理行为,确保护理安全,做到人人掌握标准,人人落实标准。对于一个病房来说,质量标准是孕育一个优秀病房的基础,同时对于约束和规范护理行为起着至关重要的作用,中西医结合医院护理工作应将中、西医护理质量标准有效融合,以创建具有中西医结合特色的优质护理服务病房为目标,发挥中西医结合护理在维护健康、促进康复方面的作用。遵循的质量标准包括:《中医医院护理工作指南》《三级中西医结合医院等级评审标准》《三级综合医院等级评审标准》《中医药管理局重点专科建设标准》《关于进一步深化优质护理、改善护理服务》等各项标准,融合制订符合中西医护理要求的相关标准,包括护理质量管理、药品和查对流程管理、优质护理服务、中西医操作等内容。质量标准构成病房质量考评体系,为实施标准化管理提供依据。

三、护理技术及服务能力

创新中西医护理工作模式,注重运用中西医护理理论在生活起居、饮食调护、用药护理、情志护理、健康教育等方面提供个性化中西医护理服务,为患者提供全面、全程、整体具有中西医特色的优质护理服务。中医护理工作是中医药工作的重要组成部分,在长期的临床实践中,已经形成了以中医药理论为指导的、独具特色的技术方法和服务流程,成为中医药综合防治疾病的重要手段之一。中医护理以人为本、注重整体、辨证施护、个性化强,技术方法灵活多样、易于接受,与现代护理互相补充,发挥着重要作用。随着健康观念变化和医学模式转变,中西医结合护理越来越显示出其独特的优势。

各病区结合病种特点,应用中西医结合综合护理方法促进患者康复,而中医护理技术的开展,以其简便验廉的特色和确切的疗效深得医护人员和患者的好评。各病区开展的中医技术项目以两项为基础,不断创新和拓展,发挥其独特优势。

四、病房文化建设

医院建设要与医院文化建设相结合,做到价值观念、行为规范、环境形象的有机统一,科室在走廊、病房、生活区等区域实施科普宣传时,应全面展示中西医文化特色,形成浓烈的中医药文化氛围。护理工作秉承着"传承、创新、突破"的理念,不断完善、创新护理管理模式,管理大师德鲁克说:"从本质上讲管理意味着用智慧代替鲁莽,用知识代替习惯与传统,用合作代替强制。"护理团队是医院改革和发展历程中不可或缺的关键力量。从某种角度而言,护理团队的素质决定着医院的内涵气质。树立"患者至上"的文化价值观,提升服务品质,以专业打造服务品牌,用品质赢得患者满意。专科护理的蓬勃发展,带动护理逐步迈向专业化、科学化、规范化的轨道。护理服务源于患者需求,止于患者满意。

第三章 急腹症中西医结合护理常规

第一节 急腹症中西医结合一般护理常规

一、入院护理常规

1. 入院患者持相关资料及住院证按规定办理住院手续,并根据患者不同情况选择轮椅、平车或步行由专人将患者护送到病区。

2. 病区护士接到患者入院通知后准备好床单位及物品,对急诊、危重患者应做好抢救准备。根据患者病情确定责任护士。

3. 责任护士通过四诊方法及时全面评估患者,了解患者有关资料(包括一般情况、生命体征等),进行自理能力评估、危险因素评估等,针对性地采取护理措施。

4. 进行入院介绍,遵医嘱完成或预约完成各项检查,外出病房检查需专人陪同。

5. 危重患者应制订护理计划并实施,书写重症记录。

二、出院护理常规

1. 根据出院医嘱,责任护士提前通知患者及家属做好出院准备,并告知流程及注意事项。

2. 评估患者总体情况,针对性地给予出院指导,包括用药指导、饮食调护、康复训练、复诊时间等,必要时提供书面指导材料。

3. 床单位终末处理。

4. 整理出院病历及相关护理记录。

5.通过电话、微信等多种形式提供延伸护理服务。

三、日常护理常规

1.病室环境清洁、舒适、安静,定时开窗通风,保持室内空气新鲜,根据病症性质及治疗需要,调节病室光线及温湿度。

2.按病情需要测量生命体征,做好记录,每日大便情况,每周测量体重1次。

(1)新入院患者和中、小手术术后患者,每日测量2次,连续3天。待体温正常后,按护理级别要求监测至出院。术前1日患者,每日测量2次。

(2)大手术及发热患者(37℃~39℃),每日测量4次,连续3日。待体温正常后,按护理级别要求监测。

(3)高热患者(T > 39℃)每4小时测量1次,连续3日。待体温正常后,按护理级别要求监测。

(4)按级别护理要求进行生命体征监测:特级护理每日测量4次,一级护理每日测量2次,二、三级护理每日测量1次,如患者发生病情变化随时监测。

3.遵医嘱实行分级护理,落实相关护理内容。

4.定时巡视病房,密切观察患者生命体征、瞳孔、神志、舌脉、二便等变化,观察腹痛的性质和程度,妥善安置患者体位。

5.遵医嘱完成各项治疗护理工作。及时准确给药,依病情、药性及配伍禁忌而定,注意观察服药后的效果及反应,并向患者做好药物相关知识的宣教。

6.有伤口敷料的患者注意保持敷料干净整洁,发现渗血、渗液、脱落等现象及时报告医生。

7.保持各种管路通畅,不受压、扭曲、打折、脱落,注意观察引流液的量、性质、颜色及气味等,告知患者避免管路脱出的注意事项,按规范要求定期更换引流袋。有中心静脉导管者做好管路的维护及保养。

8.及时了解患者在生活起居、饮食、睡眠和情志等方面的问题,实施相应的护理措施。可采用中医非药物疗法缓解患者紧张焦虑情绪，促进良好睡眠，利于患者休养。如耳穴贴压（耳穴埋豆、耳穴压豆）、穴位贴敷、中药足浴、音乐疗法等。

9. 急腹症患者，诊断未明确之前禁用止痛剂或热敷。

10. 根据辨证分型进行临证施护：包括腹痛、腹胀、腹泻、恶心呕吐等消化道症状及发热、失眠、焦虑等，可采用中药外敷、穴位贴敷、穴位按摩、穴位注射、艾灸、刮痧等疗法（具体见辨证施护单）。

第二节　急腹症手术患者护理常规

一、手术前护理

1. 遵医嘱完善各项术前检查，进行皮肤准备、肠道准备、禁食水时间，必要时，进行备血、做药物过敏试验。

2. 腹部手术前练习腹式呼吸和床上排大小便，指导患者有效咳嗽的方法。

3. 针对患者存在的心理问题做好情志护理，讲解手术的配合要点及成功的实例，消除患者紧张情绪。

4. 术前可给予耳穴贴压（取穴神门、交感、皮质下、心、肾等），穴位按摩（取穴百汇、太阳、风池、合谷、神门、涌泉等），缓解紧张，促进睡眠。

5. 术日晨完成术前准备（如为急症手术，术前完成），情况如下。

（1）准确测量生命体征，并记录于体温单上。

（2）遵医嘱放置胃、尿管，排空膀胱。

（3）取下义齿、眼镜和贵重物品，交由家属保管。

（4）再次核对患者信息，佩戴手术腕带。

（5）遵医嘱给予术前用药，将病历、X线、CT、磁共振及术中用药等手术用物与手术室护士交接。

6. 根据手术要求准备麻醉床、氧气、监护仪器等用物。

二、手术后护理

1. 严密观察患者各项生命体征、意识状态、伤口情况等,建立重症记录及各项术后评估。

2. 根据麻醉方式、手术术式、术中情况等决定患者卧位,保持床单位干净整洁、保暖。

3. 保持呼吸道通畅,及时清理呼吸道分泌物,遵医嘱给予氧气吸入、心电监护。

4. 妥善固定各引流管并做好标志。确保各种管路通畅,防止扭曲、打折、脱落,注意观察各引流液的颜色、性质、量,准确记录,发现异常及时通知医生处理。

5. 密切观察切口有无渗血、渗液、红肿等,观察敷料有无脱落、保持切口敷料的干燥清洁。

6. 根据医嘱和病情合理安排输液顺序,进行肠内、肠外营养的补充,维持营养和水电解质、酸碱平衡。

7. 手术患者做好口腔和皮肤护理。

8. 术后疼痛患者进行疼痛评分,评估疼痛的性质、程度、持续时间,分析疼痛原因,遵医嘱用针刺、药物、中医护理技术方法止痛。

9. 指导并鼓励患者早期床上活动,预防深静脉血栓的形成,促进肠蠕动恢复。

10. 在不影响手术切口的前提下,遵医嘱可采用中药穴位贴敷(取穴中脘、天枢、梁门、足三里)等,或足三里穴位按摩或穴位注射等方式,减少患者恶心呕吐不适,促进肠蠕动恢复。

11. 根据手术及胃肠道恢复情况遵医嘱指导患者进食,先流质、半流质,逐步过渡到普食。

12. 嘱患者养成良好的饮食习惯,清淡、多品种,粗细、荤素搭配,忌食生冷食品,保持大便通畅。

第二篇　各论

第四章　中西医结合护理方案

第一节　胃肠道疾病

阑尾炎(肠痈)中西医结合护理方案

急性阑尾炎是各种疾病因素作用于阑尾所引起的急性阑尾炎病变。主要临床表现为转移性右下腹痛、发热和恶心呕吐等胃肠道症状,是外科最常见的急腹症之一,中医属"肠痈"范畴。

一、常见证候要点

(一)湿热内蕴,气滞血瘀证:上腹部和脐周疼痛,转移至右下腹且痛处固定,呈持续隐痛,时有轻度阵发性加剧,局部压痛拒按,一般无反跳痛及腹肌紧张。伴有轻度发热、恶心欲吐、嗳气纳呆、大便秘结、小便清或黄。苔腻,脉弦滑或稍数。

(二)积热不散,肉腐成脓证:腹痛及右下腹压痛加剧,拒按,反跳痛明显,范围稍扩大,但仍局限于右下腹部,腹肌紧张加重,右下腹可扪及肿块。伴高热不退、恶心呕吐、纳呆、便秘或腹泻、小便短赤。舌苔黄腻而厚或黄燥,脉洪数或滑数。

(三)阳明腑实,热盛伤津证:腹痛剧烈,扩展到全腹,腹肌紧张更甚,全腹压痛、反跳痛,拒按,腹胀;高热持续,时有谵语,恶心呕吐,大便次数增多,似痢不爽、臭秽,小便频数似淋;甚则腹部膨胀,转侧闻水声,时时汗出,身皮甲错,两目凹陷,口干而臭。舌质红,苔黄燥,脉细数。

二、一般护理

1. 执行急腹症中西医结合一般护理常规。

2. 需手术者执行急腹症手术护理常规。

三、常见症状／证候施护

临床上各症状要与证候相结合。

（一）腹部疼痛

1. 观察疼痛的部位、性质、程度、持续时间、诱发因素及伴随症状。出现疼痛加剧，伴恶心呕吐先兆症状时应立即报告医生，采取应急处理措施。

2. 急性发作时宜卧床休息，给予精神安慰；伴有呕吐或恶心时立即报告医生，指导患者暂禁食，避免活动及精神紧张。

3. 穴位按摩：遵医嘱取中脘、胃俞、脾俞、足三里、阑尾等穴。

4. 中药外敷：遵医嘱中药外敷，选用消炎散加黄酒调试后，局部外敷以消炎止痛。

（二）腹部胀满

1. 观察胀满的部位、性质、程度、时间、诱发因素及伴随症状。

2. 鼓励患者适当运动，保持大便通畅。

3. 遵医嘱穴位注射，取双侧足三里穴。

4. 腹部按摩：顺时针按摩，每次 15~20 分钟，每日 2~3 次。

（三）恶心呕吐

1. 观察恶心呕吐的频率、程度、伴随症状及与饮食的关系。

2. 指导患者饭后不宜立即平卧，发作时，宜取坐位，可饮用温开水；若空腹时出现，应立即进食以缓解不适。

3. 指导患者慎起居，适寒温，畅情志，避免恼怒、抑郁。

4. 艾灸：遵医嘱艾灸，取肝俞、胃俞、足三里、中脘、神阙等穴。

（四）纳呆

1. 观察患者饮食状况、口腔气味、口中感觉、伴随症状及舌质、舌苔的变化，保持口腔清洁。

2. 定期测量体重，监测有关营养指标的变化，并做好记录。

3. 耳穴贴压：遵医嘱耳穴贴压，根据病情需要，可选择脾、胃、肝、小肠、心、交感等穴。

四、中医特色治疗护理

适疾病分型、分期特点及病情,遵医嘱选择性使用。

1. 中药外敷

（1）消炎散外敷:芙蓉叶、大黄、黄芩、黄连、泽兰叶、冰片。

（2）双柏散外敷:大黄、侧柏叶、黄柏、泽兰、薄荷、共研细末,用黄酒或温水调成糊状敷于患处。每日 1~2 次。

2. 中药灌肠

根据阑尾炎不同的疾病分期,可采用清热解毒、活血化瘀、理气止痛的中药灌肠。

3. 艾灸。

4. 穴位注射。

5. 耳穴贴压。

五、健康指导

（一）饮食指导

饮食以质软、少渣、易消化、定时进食、少量、多餐为原则;宜细嚼、慢咽,减少对胃黏膜的刺激;忌食辛辣、肥甘、过咸、过酸、生冷之品,戒烟酒、浓茶、咖啡。根据证型,指导患者进行饮食调护。

1. 腹部胀满时根据食滞轻重控制饮食,避免进食过饱。

2. 恶心呕吐时,忌生冷饮食,少食甜、酸食品,戒烟酒。

（二）生活起居

1. 病室安静、整洁、空气清新,温湿度适宜。

2. 生活规律,劳逸结合,适当运动,保证睡眠。急性发作时,宜卧床休息。

3. 指导患者养成良好的饮食卫生习惯,制订推荐食谱,改变以往不合理的饮食结构。

4. 指导患者注意保暖,避免腹部受凉,根据气候变化及时增减衣服。

（三）情志调理

1. 责任护士多与患者沟通，了解其心理状态，指导其保持乐观情绪。

2. 针对患者忧思恼怒、恐惧紧张等不良情志，指导患者采用移情相制疗法，转移其注意力，淡化，甚至消除不良情志；针对患者焦虑或抑郁的情绪变化，可采用暗示疗法或顺情从欲法。

3. 鼓励家属多陪伴患者，给予患者心理支持。

4. 鼓励患者间多沟通交流疾病防治经验，提高认识，增强治疗信心。

5. 指导患者和家属了解本病的性质，掌握控制疼痛的简单方法，减轻身体痛苦和精神压力。

六、护理难点

患者不良生活习惯和饮食习惯难以纠正。

解决思路

1. 利用多种形式向患者介绍食疗及养生方法，鼓励患者建立良好的生活方式。

2. 定期进行电话回访及门诊复查，筛查危险因素，进行针对性干预。

3. 对目标人群进行定期追踪、随访和效果评价。

消化性溃疡（胃脘痛）中西医结合护理方案

多指胃十二指肠溃疡，表现为胃和十二指肠壁的局限性圆形或椭圆形缺损。常可发生急性穿孔、出血、瘢痕性幽门梗阻、溃疡恶变等严重并发症。属中医"胃脘痛""脏结""厥心痛"的范畴。

一、常见证候要点

（一）肝胃不和证：胃脘胀痛，窜及两胁；善叹息，遇情志不遂症状加重；嗳气频作，口苦，性急易怒；嘈杂泛酸。舌质淡红，舌苔薄白或薄黄。

（二）脾胃气虚证：胃脘隐痛；腹胀纳少，食后尤甚；大便溏薄，肢体倦怠；少气懒言，面色萎黄，消瘦。舌淡苔白。

（三）脾胃虚寒证：脘腹隐痛，喜温喜按，空腹痛重，得食痛减；纳呆食少，畏寒肢冷，头晕或肢倦，泛吐清水，便溏腹泻。舌体胖，边有齿痕，舌苔白。

（四）肝胃郁热证：胃脘痛势急迫，有灼热感，口苦咽干，吞酸嘈杂，烦躁易怒；便秘，喜冷饮。舌质红，苔黄或苔腐、苔腻。

（五）胃阴不足证：胃脘隐痛或灼痛，似饥而不欲食，口干而不欲饮，口干舌燥，纳呆干呕，失眠多梦，手足心热，大便干燥。舌红少津或有裂纹，苔少或无或剥脱苔。

二、一般护理

1. 执行急腹症中西医结合一般护理常规。

2. 需手术者执行急腹症手术护理常规。

三、常见症状／证候施护

临床上各症状要与证候相结合。

（一）胃脘疼痛

1. 观察疼痛的部位、性质、程度、持续时间、诱发因素及伴随症状。出现疼痛加剧，伴呕吐、寒热，或出现厥脱先兆症状时应立即报告医生，采取应急处理措施。

2. 急性发作时，宜卧床休息，给予精神安慰；伴有呕吐或便血时，立即报告医生，指导患者暂禁饮食，避免活动及精神紧张。

3. 调摄精神，指导患者采用有效的情志转移方法，如深呼吸、全身肌肉放松、听音乐等。

4. 穴位贴敷：遵医嘱穴位贴敷，取中脘、建理、神阙、关元等穴。

5. 穴位按摩：遵医嘱穴位按摩，取中脘、气海、胃俞、合谷、足三里等穴。

6. 耳穴贴压：遵医嘱耳穴贴压，根据病情需要，可选择脾、胃、交感、神门、肝胆等穴。

7. 艾灸:遵医嘱取中脘、神阙、气海、关元等穴。

8. 拔火罐:遵医嘱取脾俞、胃俞、肝俞、肾俞等。

(二)嗳气反酸

1. 观察嗳气、反酸的频率、程度、伴随症状及与饮食的关系。

2. 指导患者饭后不宜立即平卧,发作时宜取坐位,可饮用温开水;若空腹时出现,应立即进食以缓解不适。

3. 穴位贴敷:遵医嘱取足三里、天突、中脘、内关等穴。

4. 艾灸: 遵医嘱艾灸,取肝俞、胃俞、足三里、中脘、神阙等穴。

5. 穴位注射:遵医嘱选足三里、内关等穴。

6. 穴位按摩:遵医嘱取足三里、内关、丰隆、合谷、中脘等穴。

7. 低频脉冲电针治疗: 遵医嘱低频脉冲电针治疗,取中脘、天枢、梁门、足三里等穴。

(三)纳呆

1. 观察患者饮食状况、口腔气味、口中感觉、伴随症状及舌质舌苔的变化,保持口腔清洁。

2. 定期测量体重,监测有关营养指标的变化,并做好记录。

3. 耳穴贴压:遵医嘱可选脾、胃、肝、小肠、心、交感等穴。

4. 穴位按摩:遵医嘱取足三里、内关、丰隆、合谷、中脘等穴。

四、中医特色治疗护理

(一)药物治疗

1. 内服中药

注意证型及患者耐受度,脾胃虚寒证中药要热服。

2. 外用中药按比例提前进行调试备用。

(二)特色技术

1. 穴位贴敷。

2. 穴位注射。

3. 艾灸。

4. 耳穴贴压。

5. 穴位按摩。

6. 拔火罐。

7. 穴位埋线方法:选脾俞透胃俞,中脘透上脘,可协助缓解溃疡症状,防止复发。

五、健康指导

(一)生活起居

1. 病室安静、整洁、空气清新,温湿度适宜。

2. 生活规律,劳逸结合,适当运动,保证睡眠。急性发作时宜卧床休息。

3. 指导患者养成良好的饮食卫生习惯,制订推荐食谱,改变以往不合理的饮食结构。

4. 指导患者注意保暖,避免腹部受凉,根据气候变化及时增减衣服。

(二)饮食指导

饮食以质软、少渣、易消化、定时进食、少量、多餐为原则;宜细嚼、慢咽,减少对胃黏膜的刺激;忌食辛辣、肥甘、过咸、过酸、生冷食品,戒烟酒、浓茶、咖啡。根据证型,指导患者进行饮食调护。

1. 肝胃不和证:宜食补中健胃食品,如大枣、白扁豆、山药等。食疗方:大枣山药粥、萝卜汤等。

2. 肝胃气虚证:进食补中健胃食物,如大枣、白扁豆、山药等。食疗方:大枣山药粥。

3. 脾胃虚寒证:宜食温中健脾食品,如桂圆、大枣、生姜、羊肉等。食疗方:姜汁羊肉汤。

4. 肝胃郁热证:宜食疏肝清热食品,如薏苡仁、莲子、菊花等。食疗方:薏苡仁莲子粥。

5. 胃阴不足证:宜食健脾和胃食品,如蛋类、莲子、山药、白扁豆、百合、大枣、薏苡仁、枸杞等。食疗方:山药百合大枣粥。

（三）情志调理

1. 责任护士多与患者沟通,了解其心理状态,指导其保持乐观情绪。

2. 针对患者忧思恼怒、恐惧紧张等不良情志,指导患者采用移情相制疗法,转移其注意力,淡化、甚至消除不良情志;针对患者焦虑或抑郁的情绪变化,可采用暗示疗法或顺情从欲法,提高心理应急能力。

3. 鼓励家属多陪伴患者,给予患者心理支持。

4. 鼓励患者间多沟通交流疾病防治经验,提高认识,增强治疗信心。

5. 指导患者和家属了解本病的性质,掌握控制疼痛的简单方法,减轻身体痛苦和精神压力。

6. 保持心情舒畅,避免郁怒、悲伤等情志刺激。

六、护理难点

患者不良生活习惯和饮食习惯难以纠正。

解决思路

1. 利用多种形式向患者介绍食疗及养生方法,鼓励患者建立良好的生活方式。

2. 定期进行电话回访及门诊复查,筛查危险因素,进行针对性干预。

3. 对目标人群进行定期追踪、随访和效果评价。

急性肠梗阻（肠结）中西医结合护理方案

因饮食不节、劳逸失调、情志不畅等而使肠道气血瘀结、通降失调所致。以腹痛、呕吐、腹胀、便闭、无排气等为主要临床表现。病位在肠。属中医“积聚病”“关格”“结症”的范畴。

一、常见证候要点

（一）痞结期:为单纯性肠梗阻,多为肠梗阻早期,于肠腑痞塞不通,气机停滞,运化失职,肠道通降受阻,以腹痛、腹胀、呕吐为主,腹痛多为阵发性绞痛。走窜不定,无排气排便。

（二）瘀结期:为绞窄性肠梗阻,多为术后肠粘连梗阻,以腹痛为主的气滞血瘀症状,腹部有轻压痛。

（三）疽结期:为坏阻性肠梗阻,多为肠梗阻后期,由于肠腑阻结,肠管有明显血运障碍肠管坏死,可并发休克,属正衰邪陷阶段,患者周身情况差,脉细数无力,体温升高,腹胀及腹膜刺激症状明显加重。是非手术治疗的禁忌证。

二、一般护理

1. 执行急腹症中西医结合一般护理常规。

2. 需手术者执行急腹症手术护理常规。

三、常见症状／证候施护

临床上各症状要与证候相结合,特别是疽结型患者,注意休克的发生,做好手术准备。

（一）腹部疼痛

1. 观察疼痛的部位、性质、程度、持续时间、诱发因素及伴随症状。出现疼痛加剧,伴恶心呕吐先兆症状时应立即报告医生,采取应急处理措施。

2. 急性发作时宜卧床休息,给予精神安慰;伴有呕吐或恶心时,立即报告医生,指导患者暂禁食,避免活动及精神紧张。

3. 调摄精神,指导患者采用有效的情志转移方法,如深呼吸、全身肌肉放松、听音乐等。

4. 穴位按摩:遵医嘱穴位按摩,取中脘、天枢、内关、合谷、足三里、大横、腹结等穴。

5. 电针:取天枢、足三里两对穴位,腹部穴位为阴极,下肢穴位为阳极,留针20~30分钟,可2~3小时重复1次。

6. 耳穴贴压:遵医嘱取大肠、小肠、胃等穴。

7. 穴位注射:遵医嘱可选双侧足三里、内关穴。

8. 中药外敷: 遵医嘱中药外敷。

（二）腹部胀满

1. 观察胀满的部位、性质、程度、时间、诱发因素及伴随症状。

2. 鼓励患者适当运动, 保持大便通畅。

3. 穴位注射: 遵医嘱穴位注射, 取双侧足三里、合谷穴。

4. 腹部按摩: 顺时针按摩, 每次 15~20 分钟, 每日 2~3 次。

5. 中药外敷: 遵医嘱用药, 缓解腹痛、腹胀等症状。

6. 中药胃管注入与灌肠: 遵医嘱采用通理攻下、理气开瘀、清热解毒中药, 代表方剂为复方大成气冲剂。保留灌肠插入深度为 20~25cm, 压力低于 30cmH$_2$O, 边灌边退, 提高灌肠效果。

7. 肛管排气: 遵医嘱肛管排气, 缓解患者腹胀。

8. 传统疗法: 可选用植物油（豆油、花生油、香油）, 成人 200~300mL 胃管注入或分次口服。

（三）恶心呕吐

1. 观察恶心呕吐的频率、程度、伴随症状及与饮食的关系。

2. 指导患者饭后不宜立即平卧, 发作时宜取坐位, 可饮用温开水; 若空腹时出现, 应立即进食以缓解不适。

3. 艾灸: 遵医嘱艾灸, 取肝俞、胃俞、足三里、中脘、神阙等穴。

4. 低频脉冲电针治疗: 遵医嘱低频脉冲电针治疗。取中脘、天枢、梁门、足三里、内关、合谷等穴。

（四）停止排气、排便

1. 保留灌肠: 遵医嘱给予 0.2% 肥皂水或中药大承气汤灌肠。

2. 穴位按摩: 遵医嘱穴位按摩, 取足三里、中脘、天枢、梁门穴。

3. 穴位注射: 遵医嘱穴位注射, 取足三里、内关穴。

4. 遵医嘱给予肠梗阻导管置入, 通过肠梗阻导管, 减少肠内压力。

（五）纳呆

1. 观察患者饮食状况、口腔气味、口中感觉、伴随症状及舌质舌苔的变化,保持口腔清洁。

2. 定期测量体重,监测有关营养指标的变化,并做好记录。

3. 耳穴贴压:遵医嘱耳穴贴压,根据病情需要,可选择脾、胃、肝、小肠、心、交感等穴位。

四、中医特色治疗护理

适疾病分型、分期特点及病情,遵医嘱选择性使用。

1. 中药外敷。

2. 中药胃管注入与灌肠。

3. 艾灸。

4. 耳穴贴压。

5. 穴位注射。

五、健康指导

(一)生活起居

1. 病室安静、整洁、空气清新,温湿度适宜。

2. 生活规律,劳逸结合,适当运动,保证睡眠。急性发作时,宜卧床休息。

3. 指导患者养成良好的饮食卫生习惯,制订推荐食谱,改变以往不合理的饮食结构。

4. 指导患者注意保暖,避免腹部受凉,根据气候变化及时增减衣服。

5. 指导患者慎起居,适寒温,畅情志,避免恼怒、抑郁。

(二)饮食指导

1. 饮食以质软、少渣、易消化、定时进食、少量、多餐为原则。

2. 宜细嚼、慢咽,减少对胃黏膜的刺激。

3. 忌食辛辣、肥甘、过咸、过酸、生冷食品,戒烟酒、浓茶、咖啡。

4. 忌生冷饮食,少食甜、酸食品。

5. 根据食滞轻重控制饮食,避免进食过饱。

6. 根据证型,指导患者进行饮食调护。

（三）情志调理

1. 责任护士多与患者沟通,了解其心理状态,指导其保持乐观情绪。

2. 针对患者忧思恼怒、恐惧紧张等不良情志,指导患者采用移情相制疗法,转移其注意力,淡化、甚至消除不良情志;针对患者焦虑或抑郁的情绪变化,可采用暗示疗法或顺情从欲法。

3. 鼓励家属多陪伴患者,给予患者心理支持。

4. 鼓励患者间多沟通交流疾病防治经验,提高认识,增强治疗信心。

5. 指导患者和家属了解本病的性质,掌握控制疼痛的简单方法,减轻身体痛苦和精神压力。

6. 保持心情舒畅,避免郁怒、悲伤等情志刺激。

六、护理难点

患者不良生活习惯和饮食习惯难以纠正。

解决思路

1. 利用多种形式向患者介绍食疗及养生方法,鼓励患者建立良好的生活方式。

2. 定期进行电话回访及门诊复查,筛查危险因素,进行针对性干预。

3. 对目标人群进行定期追踪、随访和效果评价。

消化性溃疡合并出血(血证)中西医结合护理方案

消化性溃疡出血为消化性溃疡最常见的并发症,其病因为活动期溃疡侵蚀了溃疡基底部的血管所致,见于 15%~20% 的十二指肠溃疡和 10%~15% 的胃溃疡患者。1/4~1/3 的病例无溃疡病史,而以大出血为首发症状。

一、常见证候要点

（一）血瘀热伤型：胃脘刺痛，部位固定，胃灼热、呕血、黑便、无明显贫血，无血压下降。舌质暗紫或瘀斑，苔黄腻。

（二）气随血脱型：有血瘀热伤型的症状，伴有失血性休克的表现，大汗、面色苍白、脉数。

（三）气血双虚型：有血瘀热伤型的表现，面色苍白、气短、心悸、血红蛋白下降，无休克表现，属出血速度较慢的中等量的出血。

二、一般护理

1. 执行急腹症中西医结合一般护理常规。

2. 需手术者执行急腹症手术护理常规。

三、常见症状／证候施护

（一）黑便与呕血

1. 出血期间，绝对卧床休息，避免不必要的活动和体格检查，以免加重出血，出血停止后根据体力恢复情况再逐渐增加活动。

2. 凡正在出血的患者不宜热敷、热熨、艾灸，以防血热妄行，使出血更甚。

3. 密切观察病情变化，如发现患者面色苍白、冷汗淋漓、血压下降、心率加快、有气随血脱的休克表现时，应立即通知医生并采取紧急抢救措施。

4. 大出血时，应将患者头偏向一侧，保持呼吸道通畅，防止窒息。呕血停止后，给予盐水漱口，清除污物，保持口腔卫生，防止感染。

5. 准确记录呕吐物和大便的性状、颜色、数量，并留送检验，以便为医生及时提供诊治依据。

（二）胃脘疼痛

1. 观察疼痛的部位、性质、程度、持续时间、诱发因素及伴随症状。出现疼痛加剧，伴呕吐、寒热或出现厥脱先兆症状时，应立即报告医生，采取应急处理措施。

2. 急性发作时宜卧床休息,给予精神安慰;伴有呕吐或便血时,立即报告医生,指导患者暂禁饮食,避免活动及精神紧张。

3. 调摄精神,指导患者采用有效的情志转移方法,如深呼吸、全身肌肉放松、听音乐等。

4. 穴位按摩:遵医嘱穴位按摩,可取中脘、天枢、气海等穴。

5. 耳穴贴压:遵医嘱可选择脾、胃、交感、神门、肝胆、内分泌等穴。

（三）眩晕心悸

1. 静卧休息,闭目养神,禁止摇动床架,病室光线宜暗淡。

2. 加强生活护理,起坐动作应缓慢。

3. 能进食者,鼓励患者加强营养的摄入。

4. 针刺疗法:选百会、内关穴。

5. 穴位按摩:遵医嘱穴位按摩,可选择百会、内关等穴。

6. 耳穴贴压:取神门、交感、三焦、心、肾等穴。

（四）倦怠乏力

1. 起居有时,避免劳累。

2. 病情稳定者适量运动,循序渐进。

3. 穴位按摩:遵医嘱穴位按摩,可选择足三里、关元、气海等穴。

4. 穴位贴敷:遵医嘱穴位贴敷,可选择肾俞、脾俞、足三里等穴,以调节脏腑气血功能。

四、中医特色治疗护理

（一）内服中药

遵医嘱用药,观察用药后反应;中药汤剂根据证型予温服或凉服;中西药之间间隔 30 分钟以上。

（二）注射用药

1. 中成药制剂建议单独使用,如需联合给药,应考虑时间间隔或中性液体过渡。

2. 滴速不宜过快,孕妇及哺乳期慎用,有出血倾向者禁用丹红注射液、血塞通注射液等活血化瘀的药物。

3. 用药过程中观察有无不良反应。

（三）特色技术

1. 耳穴贴压。

2. 穴位按摩。

3. 穴位注射。

4. 中药灌肠。

五、健康指导

（一）生活起居

1. 病室安静、整洁、空气清新，温湿度适宜。

2. 生活规律，劳逸结合，适当运动，保证睡眠。急性发作时，宜卧床休息。

3. 指导患者养成良好的饮食卫生习惯，制订推荐食谱，改变以往不合理的饮食结构。

4. 指导患者注意保暖，尤其注意腹部的保暖，根据气候变化及时增减衣服。

（二）饮食指导

除大出血患者外，一般不禁食，给予流质或半流质饮食有助于溃疡愈合和止血。但要掌握进食原则。

1. 单纯血瘀热伤型：宜进食寒性、凉性、平性的食物，忌用温性、热性辛辣的食物，如姜、葱、韭菜、蒜、胡椒、酒、浓茶、煎炸之品。其余两证则遵循健脾固摄、补气养血的原则，多食山药、莲藕、莲子、桂圆、红枣、扁豆、瘦肉、木耳、百合等食物。大量呕血需禁食，呕血停止之后酌情给全流质或无渣半流质饮食，可给具有清热、凉血、收敛、止血的食物，如绿豆、百合汤、鲜藕汁加食盐等。

2. 气随血脱型：呕血时暂不进食，呕血停止后宜进食补气补血的食物，如红小豆、大枣、桂圆、莲子、山药等。

3. 气血双虚型：呕血时暂不进食，呕血停止后宜进食营养丰富、补气补血的食物，如红小豆、大枣、桂圆、莲子、鸡蛋、牛肉等。

（三）情志调理

1. 责任护士多与患者沟通,了解其心理状态,指导其保持乐观情绪。

2. 针对患者忧思恼怒、恐惧紧张等不良情志,指导患者采用移情相制疗法,转移其注意力,淡化甚至消除不良情志;针对患者焦虑或抑郁的情绪变化,可采用暗示疗法或顺情从欲法。

3. 鼓励家属多陪伴患者,给予患者心理支持。

4. 鼓励患者间多沟通交流疾病防治经验,提高认识,增强治疗信心。

（四）用药指导

1. 遵医嘱按时服用止血药。

2. 汤药要根据证型选择是温服还是冷服,少量多次频服。

3. 注意药物之间的配伍禁忌。

（五）出院指导

要坚持定时、定量服药,定期门诊复查。如出现柏油便与呕血、休克等大出血现象时,应立即由他人陪护到医院就诊,以免延误病情,危及生命。

六、护理难点

（一）患者不良生活习惯和饮食习惯难以纠正

解决思路

1. 利用多种形式向患者介绍食疗及养生方法,鼓励患者建立良好的生活方式。

2. 定期进行电话回访及门诊复查,筛查危险因素,进行针对性干预。

3. 对目标人群进行定期追踪、随访和效果评价。

（二）如何增强和改善溃疡出血患者的认知及行为,提高依从性

解决思路

1. 入院时评估患者及照顾者在认知及行为方面的欠缺程度,据此制订个性化的健康教育内容,出院时及出院后建立患者档案,通过电话

及门诊随访患者,提高其依从性。

2. 可通过完善社区护理的职能而起到监督工作,加强患者意识,增加患者在各个方面的依从性,减少疾病的复发和加重。

肝硬化腹水(鼓胀)中西医结合护理方案

肝硬化是由于一种或多种致病因素长期或反复地损害肝组织,引起肝脏变形、变硬,成为肝硬化,后期主要临床表现为门静脉压增高综合征和肝功能障碍,是一种常见的慢性肝病,本病属中医"积证""胁痛""鼓胀"范畴。

一、常见证候要点

(一)气滞湿阻型:腹胀按之不坚,胁下胀满或疼痛,纳呆食少,食后胀甚,得嗳气稍减。舌苔薄白腻,脉弦,下肢水肿,小便短小。

(二)湿热蕴结型:腹大坚满,脘腹胀急,烦热口苦,渴不欲饮,或有面目皮肤发黄,小便赤涩,大便秘结或溏垢。舌边尖红,舌苔黄腻,脉弦数。

(三)肝肾阴虚型:腹大胀满,或见青筋暴露,面色晦滞,唇紫口干而燥,心烦失眠,时或鼻、牙龈出血,小便短少。舌红绛少津,苔少或光剥,脉弦细数。

(四)脾肾阳虚型:腹大胀满,形如蛙腹,朝宽暮及,面色苍白,或成晄白,脘闷纳呆,便溏,畏寒肢冷,水肿,小便不利。舌体胖、紫质,苔薄白,脉沉细无力。

二、一般护理

1. 执行急腹症中西医结合一般护理常规。

2. 需手术者执行急腹症手术护理常规。

三、常见症状/证候施护

临床上各症状要与证候相结合。

（一）胃脘胀满

1. 观察胀满的部位、性质、程度、时间、诱发因素及伴随症状，腹胀明显者，可遵医嘱给木香粉口服。

2. 鼓励患者饭后适当运动，保持大便通畅。

3. 根据食滞轻重控制饮食，避免进食过饱。

4. 保持心情舒畅，避免郁怒、悲伤等情志刺激。

5. 穴位注射：遵医嘱穴位注射，可选择双侧足三里、合谷。

6. 艾灸：遵医嘱艾灸，可取足三里、气海、关元、天枢等穴。

7. 腹部按摩：顺时针按摩，每次 15~20 分钟，每日 2~3 次。

8. 中药敷脐外治法：通过药物对局部刺激，疏通经脉，推动气血运行，调节脏腑功能，促进肠蠕动，促进排气、排便与利尿。可采用甘遂、芒硝或加肉桂、车前草等。

（二）纳呆

1. 观察患者饮食状况、口腔气味、口中感觉、伴随症状及舌质舌苔的变化，保持口腔清洁。

2. 定期测量体重，监测有关营养指标的变化，并做好记录。

3. 穴位按摩：遵医嘱穴位按摩，可选择足三里、内关、丰隆、合谷、中脘、阳陵泉等穴。

4. 耳穴贴压：遵医嘱可选择脾、胃、肝、小肠、心、交感等穴。

（三）倦怠乏力

1. 起居有时，避免劳累。

2. 病情稳定者适量运动，循序渐进。

3. 艾灸：遵医嘱艾灸，可选择足三里、关元、气海等穴。

4. 穴位贴敷：取肾俞、脾俞、足三里，以调节脏腑气血功能。

（四）尿少肢肿

1. 准确记录 24 小时出入量，限制摄入量（入量要比出量少 200~300mL），正确测量每日晨起体重（晨起排空大小便，穿轻薄衣服，空腹状态）。

2. 限制水和盐的摄入。

3. 做好皮肤护理,保持床位整洁干燥,定时翻身,协助患者正确变换体位,避免推、拉、扯等动作,预防压疮。可使用减压垫、气垫床、翻身枕等预防压疮的辅助工具。温水清洁皮肤,勤换内衣裤,勤剪指甲。会阴部水肿患者做好会阴清洗,防止尿路感染,男性患者可予吊带托起阴囊防止摩擦,减轻水肿。下肢水肿者,可抬高双下肢,利于血液回流。

4. 应用利尿剂后观察用药后效果,定期复查电解质,观察有无水电解质紊乱。

5. 中药足浴:形寒肢冷者注意保温,可用艾叶煎水浴足,温阳通脉促进血液循环。

6. 腹部热敷:遵医嘱采用盐熨、药熨法,利水消肿。

7. 隔姜灸:遵医嘱选足三里、天枢、中脘、神阙等穴。

（五）黄疸

1. 观察有无黄疸的出现,以及黄疸颜色深浅的变化。

2. 皮肤瘙痒者,做好皮肤的护理。

四、中医特色治疗护理

（一）药物治疗

1. 内服中药

遵医嘱用药,观察用药后反应,中药汤剂根据证型予温服或温凉服,气滞湿阻型中药宜饭后温服;脾肾阳虚型宜浓煎热服,中西药之间要间隔 30 分钟以上。

2. 注射给药

（1）中成药制剂建议单独使用,如需联合给药,应考虑时间间隔或中性液体过渡。

（2）滴速不宜过快,孕妇及哺乳期慎用。

（3）用药过程中观察有无不良反应。

（二）特色技术

1. 中药敷脐外治法。

2. 穴位注射。

3. 耳穴贴压。

4. 穴位按摩。

5. 灸法。

6. 中药足浴。

五、健康指导

（一）生活起居

1. 病室要安静、整洁、空气清新，温湿度适宜。

2. 生活规律，劳逸结合，适当运动，保证睡眠。如肝硬化代偿功能减退，并发腹水或感染时应绝对卧床休息。在代偿功能充沛、病情稳定期，可做些轻松工作或适当的活动，进行有益的锻炼，如散步、做保健操、太极拳、气功等。活动量以不感觉到疲劳为度。

3. 指导患者养成良好的饮食卫生习惯，制订推荐食谱，改变以往不合理的饮食结构。

4. 指导患者注意保暖，避免腹部受凉，根据气候变化及时增减衣服。

5. 注意观察大便的颜色、性质和量，保持大便的通畅，平时食用蜂蜜或缓泻剂。

6. 加强口腔护理，可用清热代茶饮或金银花甘草溶液漱口。

7. 对于水肿明显、长期卧床的患者，应经常帮助翻身变换体位，防止压疮。

（二）饮食指导

饮食宜给予高糖、高蛋白、高维生素、低盐、低脂肪、清淡易消化的饮食，肝功能不全或血氨增高者应限制蛋白摄入。食管静脉曲张者忌食煎炸、粗糙、过硬的食物，应细嚼慢咽。有水肿或腹水者，应限制水和盐的摄入，使用利尿剂后，若尿多腹水减少，可多吃些含钾的食物，如柑橘。

1. 气滞湿阻型：宜进食低盐或无盐的食物，并辅食鲫鱼、鲫鱼汤、赤豆汤、冬瓜汤等利湿的食物。水湿内停者宜进食高蛋白、低脂肪、易消化的食物,如瘦肉、猪肝、蛋类、鸡、鱼等。便溏者可选薏苡仁、扁豆、红枣、莲子、炒山药等健脾食物,忌动物脂肪、辣椒、烟酒、少吃山芋、南瓜、蚕豆等导致胀气的食物。

2. 湿热蕴结型:宜进食清淡凉性的食物,如空心菜、芹菜、慈姑、黄花菜、黄瓜、冬瓜、茭白等。可多吃水果,如西瓜、鲜藕汁、雪梨、赤小豆等助清热利水类食物。

3. 肝肾阴虚型:宜进食新鲜水果,或用芦根 30g、陈葫芦瓢 30g 煎水代茶。待病情好转,可选用甲鱼、黑木耳等煨汤,以滋养肝肾。

4. 脾肾阳虚型:宜进食温热,无盐或低盐的食物,如黑鱼汤、鲫鱼汤、薏苡仁、赤豆、扁豆等,忌生冷瓜果。

(三)情志调理

1. 责任护士多与患者沟通,了解其心理状态,指导其保持乐观情绪。

2. 针对患者忧思恼怒、恐惧紧张等不良情志,指导患者采用移情相制疗法,转移其注意力,淡化甚至消除不良情志;针对患者焦虑或抑郁的情绪变化,可采用暗示疗法或顺情从欲法。

3. 鼓励家属多陪伴患者,给予患者心理支持。

4. 鼓励患者间多沟通交流疾病防治经验,提高认识,增强治疗信心。

5. 指导患者和家属了解本病的性质,掌握控制疼痛的简单方法,减轻身体痛苦和精神压力。

(四)用药指导

1. 遵医嘱按时准确服药,使用利尿剂时,注意尿量变化及电解质情况,食管静脉曲张者,口服药要研粉服用。

2. 肝气郁结型患者中药汤剂宜饭前温服,湿热内蕴型患者汤药宜偏凉服,脾虚湿盛型患者宜饭后温服,脾肾阳虚型患者宜饭前热服。

（五）并发症的护理

1. 肝性脑病：注意观察，早期发现肝性脑病，如患者出现举止反常、昼睡夜醒等行为失常时要及时报告医生。如意识模糊或抽搐动风，出现肝臭时，可遵医嘱用白醋加水200mL保留灌肠，以减少氨的吸收，缓解肝性脑病。

2. 上消化道大量出血：饮食注意吃细软、易消化的食物，减少刺激，注意观察出血倾向，如黑便、皮肤瘀点瘀斑等及时向医生报告。大出血者，立即建立静脉通路，遵医嘱给予止血药，注意监测生命体征变化，行内镜套扎止血者，做好相应的护理。

3. 感染：肝硬化患者常有免疫缺陷，易并发各种感染如支气管炎、肺炎、结核性腹膜炎、胆道感染、肠道感染、自发性腹膜炎及革兰阴性杆菌败血症等。注意生活起居规律，减少引起感染的因素。

六、护理难点

患者不良生活习惯和饮食习惯难以纠正。

解决思路

1. 利用多种形式向患者介绍食疗及养生方法，鼓励患者建立良好的生活方式。

2. 定期进行电话回访及门诊复查，筛查危险因素，进行针对性干预。

3. 对目标人群进行定期追踪、随访和效果评价。

慢性非特异性溃疡性结肠炎（泄泻）中西医结合护理方案

慢性非特异性溃疡性结肠炎是一种原因不明的慢性炎性肠道病变，以结肠黏膜充血、糜烂、溃疡为主，临床症状为黏液血便、腹痛、腹泻或里急后重等。病程长，有反复发作的特点。本病属中医"痢疾""泄泻"等范畴。

一、常见证候要点

（一）大肠湿热证：腹痛腹泻，便下黏液可带脓血，可有里急后重，肛门烧灼感。舌质红，苔黄腻，脉滑数。

（二）脾虚湿蕴证：腹泻便溏，黏液脓血便，白多赤少，腹部隐痛。舌质淡红，苔白腻，脉细滑。

（三）寒热错杂证：腹痛绵绵，下痢稀薄，夹有黏冻，胃脘灼热，烦渴，四肢不温。舌淡红，苔薄黄，脉细弦。

（四）脾肾阳虚证：久泻不止，大便稀薄，夹有白冻，或伴有完谷不化，腹痛喜温喜按，形寒肢冷，腰膝酸软。舌质淡胖，或有齿痕，苔薄白润。

（五）阴血亏虚证：久泻不止，便下脓血，午后低热，失眠盗汗。舌红少津，脉细数。

（六）肝郁脾虚证：情绪抑郁或焦躁不安，常因情志或饮食因素诱发大便次数增多，腹痛即泻，泻后痛减。脉弦或弦细，舌质淡红，苔薄白。

二、一般护理

1. 执行急腹症中西医结合一般护理常规。

2. 需手术者执行急腹症手术护理常规。

三、常见症状／证候施护

（一）腹痛

1. 观察腹痛的部位、性质、程度、持续时间、诱发因素及伴随症状。腹痛明显者可遵医嘱给予少量阿托品、山莨菪碱（654-2）等药物，暴发型或急性发作期患者应卧床休息，精神过度紧张者可遵医嘱适当给予镇静药，避免活动及精神紧张。

2. 根据证型，指导患者进行饮食调护。

3. 调摄精神，指导患者采用有效的情志转移方法，如深呼吸、全身肌肉放松、听音乐等。

4. 中药灌肠:遵医嘱将中药复方煎剂于每晚睡前保留灌肠。

5. 穴位贴敷:遵医嘱取中脘、足三里、天枢、上下巨虚等穴。

6. 耳穴贴压:遵医嘱取十二指肠、脾、胃、交感、神门、内分泌等穴。

7. 穴位拔罐:遵医嘱取脾俞、足三里、大肠俞、气海、关元、中脘等穴。

8. 穴位按摩:遵医嘱取足三里、中脘、天枢、气海、关元等穴。

9. 药熨:遵医嘱脾肾阳虚者可用中药热奄包热熨腹部或腰膝部。

10. TDP 电磁波治疗:遵医嘱给予患者 TDP 电磁波,取中脘、天枢、大肠俞、脾俞、关元等穴。

（二）腹泻

1. 观察腹泻的次数及大便性状,有无里急后重,及时留取大便标本送检。

2. 指导患者注意饮食调护。

3. 大便次数多者要注意做好肛周皮肤的护理。

4. 保持心情舒畅,避免忧思恼怒等不良情绪。

5. 穴位贴敷:遵医嘱取中脘、神阙等穴。

6. 艾灸:遵医嘱取足三里、神阙、中脘、关元、脾俞、肾俞等穴。

7. 耳穴贴压:遵医嘱取大肠、小肠、十二指肠、胃、脾、交感、神门等穴。

8. 中药泡洗:遵医嘱指导患者中药泡洗,取涌泉、照海、太溪、内庭、冲阳、三阴交等穴来达到疏通经气、调理气血、调节脏腑功能的作用。

9. 针刺:遵医嘱取阳陵泉、中脘、足三里、期门、内关等穴。

（三）黏液脓血便

1. 观察大便的性状、颜色、气味,如出现脓血便应正确留取大便标本。

2. 要养成良好的生活习惯,注意腹部保暖。

3. 指导患者进行饮食调护。

4. 中药灌肠:遵医嘱给予患者中药灌肠,灌肠后指导患者取适宜体位(根据病变部位),并抬高臀部 10cm 左右,嘱患者尽量保留药液,协助取舒适卧位。

5. 药物离子导入:取肺俞、足三里、上下巨虚等穴。

6. 药熨:遵医嘱给予患者药熨,温度控制在 60℃~70℃,温度不宜过高,避免灼伤。

四、中医特色治疗护理

(一)药物治疗

1. 内服中药(中药汤剂、中成药),注意服药时间及温度。

2. 中药静脉给药:遵医嘱执行,注意中西药物之间配伍禁忌。

(二)特色技术

1. 中药灌肠。

2. 穴位贴敷。

3. 耳穴贴压。

4. 穴位按摩。

5. 艾灸。

6. 中药泡洗。

7. 红外线照射。

8. 药物离子导入。

9. 药熨。

五、健康指导

(一)生活起居指导

1. 在急性发作期嘱患者卧床休息,以减少肠蠕动。

2. 病情稳定时,要加强身体锻炼(如散步、做操、练气功、打太极拳等以调气血,疏通经络),提高身体抗病能力,锻炼要以无疲劳感为度。

(二)饮食指导

1. 向患者讲明饮食不洁会诱发和加重病情,因此要遵守进食原则,即清淡、少渣、易消化、富于营养,有足够热量,少食多餐,宜食味甘清爽、补脾易消化的食物。

2. 忌食胀气、辛辣刺激及油炸食物,以及韭菜等难以消化吸收的食物,特别注意对某些食物过敏时,应避免食用,如乳类蛋白、牛奶等。

（三）情志指导

1. 向患者讲明情志不畅可使胃肠腑气损伤,消化吸收障碍,从而导致功能失调。指导患者树立战胜疾病的信心,有益调节和疏导不良情绪。

2. 指导患者家属多给予精神上的支持和鼓励。

3. 在病情稳定后多参加郊游、琴棋书画等社会活动,以培养乐观豁达的性格。

（四）用药指导

1. 中药汤剂宜温服,腹泻严重者宜少量频服,服药后注意观察药物疗效和不良反应。

2. 应用柳氮磺胺吡啶要观察有无过敏及皮肤损伤。

3. 应用激素时向患者讲明可能出现的不良反应,如满月脸、水牛背、痤疮等,但不必紧张,停药后可自行消失。

（五）专科指导

1. 养成良好的生活习惯,随天气变化增减衣服,阴雨天尽量不外出,尤其注意腹部保暖。

2. 注意口腔卫生,避免口腔的细菌随食物进入胃肠,经常保持内裤清洁干燥。

3. 便后温水坐浴或肛门热敷,必要时,肛周涂凡士林或抗生素软膏。便器定期消毒。学会观察大便形状、颜色、气味,正确留取大便标本。

4. 需用中西药保留灌肠的患者要教会患者家属灌肠的方法,如患者的卧位、灌肠液的温度、灌肠筒的高度、肛门插入的深度及每次灌入的液量、浓度等。

六、护理难点

1. 患者不良生活习惯短时间内改变比较困难。

2. 患者对疾病的认识不足,对疾病充满恐惧,易失去战胜疾病的信心。

3.中药灌肠后为患者讲解中药保留在肠道内的时间长短直接影响治疗效果,但患者认识不足。

解决思路

1.采用多种教育方法,理论与实践相结合进行指导,使患者理解建立良好生活方式的重要性及必要性。

2.向患者讲解疾病的发生、发展及转归,使患者易于接受和理解,增强战胜疾病的信心。

3.每次中药灌肠后,要耐心讲解中药保留灌肠对疾病恢复的重要意义。

腹股沟疝中西医结合护理方案

腹腔内肠管、大网膜或盆腔内脏器等连同腹膜一起经腹壁或骨盆壁薄弱处脱出腹外,在体表形成有皮肤全层覆盖的异常隆起称腹外疝。发生于腹股沟区的腹外疝统称为腹股沟疝。中医称之为"疝气""小肠气""小肠气痛"。

一、常见证候要点

（一）寒湿内盛

少腹坠胀疼痛,并可牵引睾丸坠胀、阴囊硬冷、喜暖畏寒。舌淡红,苔白腻,脉弦紧。

（二）肝气郁滞

少腹或阴囊肿胀疼痛,阴部坠胀不适,胁肋胀满,多因仇怒嚎哭而发。舌淡红,苔白腻,脉弦。

（三）气虚下陷

疝肿时大时小,伴有精神疲乏,气短心悸,食少纳差。舌质淡,苔白腻,脉细弱。

二、一般护理

1. 执行急腹症中西医结合一般护理常规。

2. 需手术者执行急腹症手术护理常规。

三、常见症状／证候施护

（一）睾丸坠胀

1. 注意观察疼痛性质、部位、舌苔、脉象的变化,并详细记录。

2. 病室要空气流通,定时开窗通风,应注意保暖,避免潮湿阴冷。

3. 饮食宜清淡,忌生冷、瓜果等凉性之品,可给予温补类食物。

4. 多鼓励交谈,帮助患者建立乐观向上的情绪,以配合手术。

5. 保持口腔及皮肤清洁,注意增加衣服,防止受凉。

6. 中药可选用散寒除湿之五苓散加味,汤剂宜温服。

7. 耳穴贴压:遵医嘱取交感、神门等穴。

8. 针刺或按摩:遵医嘱取大敦,补气海、三阴交、章门、阴陵泉等穴。

（二）少腹疼痛

1. 观察腹痛的性质、部位、舌苔及脉象变化,做好详细记录。

2. 病室环境要安静,保持空气清新。

3. 饮食应清淡有节,观察疝肿大小、性质及舌苔、脉象的变化,并详细记录。

4. 关心体贴患者,避免愤怒、嚎哭等不良因素刺激。

5. 保持皮肤及口腔清洁。

6. 耳穴贴压:遵医嘱取肝、交感、神门等穴。

7. 穴位按摩:遵医嘱取大敦,补气海、三阴交、章门、阴陵泉等穴。

8. 中药可选疏肝调气之逍遥散加味。汤剂宜温服。

（三）纳呆

1. 病室宜舒适,应注意保暖,避风寒。

2. 饮食根据"虚则补之"的原则,加强调养,给予温补类食物。

3. 关心体贴患者,消除紧张、焦虑心理,保持心情愉快接受治疗及护理。

4. 观察疝肿大小、性质及舌苔、脉象的变化,并做详细记录。

5. 保持口腔及皮肤清洁。注意保暖,防止受凉感冒。

6. 穴位按摩:遵医嘱穴位按摩,取脾俞、胃俞、中脘、阳陵泉等穴。

7. 耳穴贴压:遵医嘱耳穴贴压,取脾、胃、小肠、大肠、神门等穴。

四、中医特色治疗护理

（一）药物治疗

内服中药:中药汤剂宜温频服,若使用胃管注入,应分次注入,注入后闭管 1~2 小时。

（二）特色技术

1. 穴位按摩或针刺。

2. 耳穴贴压。

五、健康指导

（一）生活起居

1. 责任护士多与患者沟通,了解其心理状态,指导其保持乐观情绪,规律生活,避免过度紧张与劳累。

2. 患者出院后逐渐增加活动量,3 个月内应避免重体力劳动或提举重物。

3. 注意避免腹内压升高的因素,如剧烈咳嗽、用力排便等。

4. 若疝复发,应及早诊治。

（二）饮食指导

1. 一般患者术后 6~12 小时无恶心、呕吐可进流食,次日可进软食或普食。行肠切除吻合术者术后应禁食,待肠道功能恢复后,方可进流质饮食,再逐渐过渡为半流食、普食。

2. 根据患者的不同喜好及病情选择合适的食疗方法,如茴香粥、茴香无花果饮、荔枝粥等。

（三）情志调理

1. 责任护士多与患者沟通,了解其心理状态,指导其保持乐观情绪,规律生活,避免过度紧张与劳累。

2. 针对患者忧思恼怒、恐惧紧张等不良情志,指导患者采用移情相制疗法,转移其注意力,淡化、甚至消除不良情志;针对患者焦虑或抑郁的情绪变化,可采用暗示疗法或顺情从欲法,如精神放松法、呼吸控制训练法等,提高自我调控能力及心理应急能力。

3. 鼓励家属多陪伴患者,给予患者心理支持、生活照顾、关心体贴,解除其恐惧、焦虑、绝望等心理压力,帮助其树立生活信心,积极配合治疗。

4. 鼓励患者间多沟通交流疾病防治经验,提高认识,增强治疗信心。

结直肠癌(肠癌)中西医结合护理方案

结直肠癌是常见的消化道恶性肿瘤之一,是发生于结肠、直肠齿状线以上至直肠与乙状结肠交界处之间的恶性肿瘤。其特点是大便习惯改变、便血、腹痛、直肠肿块等。本病属中医"锁肛痔""肠癌"范畴。

一、常见证候要点

(一)脾肾阳虚证:腹胀隐痛,久泻不止,大便夹血,血色黯淡,或腹部肿块,面色萎黄,四肢不温。舌质淡胖,苔薄白。

(二)肝肾阴虚证:腹胀痛,大便形状细扁,或带黏液脓血或便干,腰膝酸软,失眠,口干咽燥,烦躁易怒,头昏耳鸣,口苦,肋胁胀痛,五心烦热。舌红少苔。

(三)气血两亏证:体瘦腹满,面色苍白,肌肤甲错,食少乏力,神疲乏力,头昏心悸。舌质淡,苔薄白。

(四)痰湿内停证:里急后重,大便脓血,腹部阵痛。舌质红或紫暗,苔腻。

(五)瘀毒内结证:面色黯滞,腹痛固定不移,大便脓血,血色紫暗,口唇黯紫,或舌有瘀斑,或固定痛处。

二、一般护理

1. 执行急腹症中西医结合一般护理常规。

2. 需手术者执行急腹症手术护理常规。

三、常见症状／证候施护

（一）腹胀

1. 观察腹胀的部位、性质、程度、时间、诱发因素及伴随症状。

2. 穴位按摩：遵医嘱取足三里、脾俞、大肠俞、肺俞等穴。

3. 耳穴贴压：遵医嘱取大肠、脾、胃、交感、皮质下等穴。

4. 遵医嘱肛管排气或中药保留灌肠（直肠癌患者慎用）。

5. 中药离子导入：遵医嘱中药离子导入，取神阙、大肠俞、内关、脾俞、胃俞、肺俞等穴。

6. 艾灸：遵医嘱艾灸，取神阙、关元、足三里等穴。

（二）腹痛

1. 评估疼痛部位、性质、程度、持续时间、二便情况及伴随症状，做好疼痛评分，可应用疼痛自评工具"数字评分法（NRS）"评分，记录具体分值。如出现腹痛剧烈、痛处拒按、冷汗淋漓、四肢不温、呕吐不止等症状，立即报告医生协助处理。

2. 协助患者取舒适体位，避免体位突然改变。

3. 穴位注射：遵医嘱穴位注射，取双侧足三里穴。

4. 耳穴贴压：遵医嘱耳穴贴压，取大肠、小肠、交感等穴。

5. 中药外敷：遵医嘱中药外敷。

（三）腹泻

1. 观察排便次数、量、性质及有无里急后重感，有无诱发因素。

2. 艾灸：遵医嘱艾灸，取关元、气海、足三里等穴。

3. 穴位贴敷：遵医嘱穴位贴敷，取神阙、内关、足三里等穴。

4. 穴位按摩：遵医嘱穴位按摩，取中脘、天枢、气海、关元、脾俞、胃俞、足三里等穴。

（四）黏液血便

1. 观察大便性质、出血程度、排便时间。

2. 穴位按摩：遵医嘱穴位按摩，取中脘、百会、足三里、三阴交、脾俞、梁门等穴。

3. 耳穴贴压：遵医嘱耳穴贴压，取肾上腺、皮质下、神门等穴。

4. 遵医嘱中药保留灌肠。

（五）便秘

1. 观察排便次数、量、性质。

2. 穴位按摩：遵医嘱穴位按摩，取天枢、大横、腹衰、足三里等穴，气虚者加取关元、气海等穴。

3. 耳穴贴压：遵医嘱耳穴贴压，取便秘点、大肠、内分泌等穴。

4. 艾灸：遵医嘱艾灸，取关元、神阙、气海、足三里、上巨虚、下巨虚等穴。

5. 遵医嘱中药保留灌肠。

四、中医特色治疗护理

（一）药物治疗

1. 内服中药（中药汤剂、中成药），注意服药时间及温度。

2. 中药静脉给药：遵医嘱执行，注意中西药物之间配伍禁忌。

（1）复方苦参注射液：静脉输液速度不超过 40 滴 / 分。

（2）鸦胆子油注射液：静脉输液速度不超过 50 滴 / 分。

（3）榄香烯注射液：稀释后宜在 4 小时内输注完成；建议使用中心静脉置管给药。

（4）康艾注射液：急性心力衰竭、急性肺水肿、对人参或黄芪过敏者禁用。

3. 外用中药。

（二）特色技术

适疾病分型、分期特点及病情，遵医嘱选择性使用。

1. 穴位按摩。

2. 中药保留灌肠:患者取左侧卧位,抬高臀部 10cm,保留药液 20分钟左右。

3. 耳穴贴压。

4. 艾灸。

5. 中药离子导入。

6. 穴位贴敷。

7. 中药外敷:取神阙穴。

五、健康指导

(一)生活起居

1. 保证充足的睡眠和休息,防止感冒。

2. 指导患者有序地进行八段锦、简化太极拳锻炼。

(二)饮食指导

饮食宜清淡,忌烟酒、肥甘、厚味、甜腻和易胀气的食物。

1. 脾肾阳虚证:宜食温阳健脾的食物,如山药、桂圆、大枣、南瓜等。忌食生冷瓜果、寒凉食品。食疗方:桂圆大枣粥。

2. 肝肾阴虚证:宜食滋阴补肝肾的食物,如芝麻、银耳、胡萝卜、桑葚等。忌食温热之品。食疗方:银耳羹。

3. 气血两亏证:宜食益气养血的食品,如大枣、桂圆、莲子、鸡蛋等。食疗方:桂圆莲子汤。

4. 痰湿内停证:宜食化痰利湿的食品,如白萝卜、莲子、薏苡仁、赤小豆等。忌食大温大热之品。食疗方:赤小豆薏苡仁粥。

5. 瘀毒内结证:宜食化瘀软坚的食品,如桃仁、紫菜、苋菜、油菜等。禁食酸敛类果品,如柿子、杨梅、石榴等。食疗方:桃仁紫菜汤。

6. 急性腹痛患者诊断未明确时应暂禁食;腹泻患者宜食健脾养胃及健脾利湿的食物,如胡萝卜、薏苡仁等。严重腹泻者适量饮淡盐水。

(三)情志调理

1. 多与患者沟通,及时予以心理疏导。

2. 鼓励家属多陪伴患者,亲朋好友给予情感支持。

3. 指导采用暗示疗法、认知疗法、移情调志法,建立积极的情志状态。

4. 人工造瘘患者自我形象紊乱突出,帮助患者重新认识自我并鼓励其参加社会活动。

胃癌中西医结合护理方案

胃癌是我国最常见的恶性肿瘤之一,据统计占我国消化道肿瘤的首位,在全身癌瘤中占第三位。典型症状为上腹胀满不适、嗳气返酸、食欲减退、贫血,随着病情发展,可有恶心、呕吐、消化道出血和穿孔。

一、常见证候要点

(一)脾气虚证:纳少,腹胀,便溏,气短,乏力。舌淡苔白,脉缓弱。

(二)胃阴虚证:胃脘嘈杂,灼痛,饥不欲食,口干,口渴,便干。舌红少苔乏津,脉细数。

(三)血虚证:体表肌肤黏膜组织呈现淡白,头晕乏力,全身虚弱。舌质淡,脉细无力。

(四)脾肾阳虚证:久泻久痢,水肿,腰腹冷痛,肢冷,便溏,乏力。舌淡胖,苔白滑,脉沉迟无力。

(五)热毒证:胃脘灼痛,消谷善饥,面赤,口渴喜冷饮,便干。舌红苔黄,脉滑数。

(六)痰湿证:脾胃纳运动功能障碍及胸脘痞闷,食欲缺乏。苔腻。

(七)血瘀证:固定疼痛,肿块,出血。舌质紫暗,或见瘀斑、瘀点,脉多细涩,或结、代、无脉。

(八)肝胃不和证:脘胁胀痛,嗳气,吞酸,情绪抑郁。舌淡红,苔薄白或薄黄,脉弦。

二、一般护理

1. 执行急腹症中西医结合一般护理常规。

2. 需手术者执行急腹症手术护理常规。

三、常见症状／证候施护

（一）胃脘痛

1. 观察疼痛的部位、性质、程度、持续时间、诱发因素及伴随症状。总结疼痛发病规律。出现疼痛加剧,伴呕吐、寒热,或出现厥脱先兆症状时,应立即报告医生,采取应急处理措施。

2. 遵医嘱使用药物,并观察药物不良反应。

3. 急性发作时宜卧床休息,注意防寒保暖,谨防六淫之邪侵袭。

4. 指导患者采用转移注意力或松弛疗法,如缓慢呼吸、全身肌肉放松和听舒缓音乐等,以减轻患者对疼痛的敏感性。

5. 耳穴贴压:遵医嘱耳穴贴压,根据病情需要,可选择脾、胃、交感、神门等穴。

6. 艾灸疗法:遵医嘱艾灸治疗,根据病情需要,可选择中脘、气海、关元、足三里等穴。

7. 穴位贴敷:遵医嘱穴位贴敷,根据病情需要,可选择肾俞、胃俞等穴。

（二）吞酸嗳气

1. 观察吞酸、嗳气的频率、程度、伴随症状及与饮食的关系。

2. 遵医嘱使用黏膜保护剂,在餐前半小时服用,以起保护作用;抑酸剂应在餐后1小时服用,以中和高胃酸;抗生素应在餐后服用,减少抗生素对胃黏膜的刺激,服用定时定量。

3. 指导患者饭后不宜立即平卧,发作时宜取坐位,可小口频服温开水;若空腹时出现反酸、嗳气症状,应立即进食以缓解不适。

4. 穴位按摩:遵医嘱穴位按摩,可取足三里、合谷、天突等穴。

5. 耳穴贴压:遵医嘱耳穴贴压,可取脾、胃、交感、神门等穴。

6. 艾灸:遵医嘱艾灸治疗,可取胃俞、足三里、中脘、神阙、关元等穴。

（三）呕吐

1. 观察呕吐的时间、频率、方式、伴随症状,呕吐的性质、量、颜色、气味、血清电解质、酸碱平衡状态等指标的波动情况,记录出入量。

2. 中药汤剂应少量多次温服,若呕吐频频,可在服药前含姜片或用姜片擦舌以改善症状。

3. 呕吐时应协助患者坐起或取侧卧位,头偏向一侧,以免呕吐物误入气管,引起窒息。吐毕协助患者用淡盐水漱口,开窗通风去除异味。

4. 告知患者坐起时应动作缓慢,以免发生体位性低血压,出现头晕和心悸等不适,甚至发生跌倒。

5. 指导患者采用放松法,如聆听舒缓的音乐等。

6. 艾灸:遵医嘱艾灸治疗,遵医嘱选择中脘、胃俞、足三里、内关、丰隆等穴。

（四）腹胀

1. 观察腹胀部位、性质、程度、时间、诱发因素,以及排便、排气情况及伴随症状。

2. 患者宜卧床休息,给予半坐卧位。鼓励患者饭后适当运动,保持大便通畅。

3. 遵医嘱给予肛管排气,观察排便、排气情况。

4. 中药外敷:遵医嘱中药外敷,保留时间为6~8小时。

5. 艾灸:遵医嘱艾灸治疗,可取神阙、中脘、下脘等穴。

（五）便溏

1. 观察排便次数、量、性质及有无里急后重感。

2. 穴位按摩:遵医嘱可选足三里、中脘、关元等穴。

3. 耳穴贴压:遵医嘱可选大肠、小肠、胃、脾等穴。

4. 艾灸:遵医嘱艾灸(回旋穴)治疗,以肚脐为中心,上、下、左、右旁开1.5寸,时间为5~10分钟。

（六）便秘

1. 观察排便次数、性状、排便费力程度及伴随症状。

2. 指导患者规律排便,适度增减运动量,餐后1~2小时取平卧位,以肚脐为中心,顺时针方向摩揉腹部,促进肠蠕动,排便时忌努挣。

3. 穴位按摩:遵医嘱可取足三里、中脘、关元等穴。

4. 耳穴贴压:遵医嘱可取大肠、小肠、胃、脾、交感等穴。

5. 中药肛滴:遵医嘱给予中药肛滴。

（七）消瘦乏力

1. 定期测量体重,观察患者饮食量、饮食结构,检测血清蛋白和血红蛋白等指标的变化。

2. 保证患者安全,防止跌倒、坠床等意外。长期卧床患者使用气垫床并定时更换卧位,保持床铺清洁、干燥、平整,做好皮肤护理,防止压疮。

3. 穴位贴敷:遵医嘱可取脾俞、胃俞、神阙、中脘等穴。

4. 穴位按摩:遵医嘱可取中脘、天枢、足三里等穴。

5. 艾灸:遵医嘱艾灸治疗,可取神阙、气海、关元等穴。

四、中医特色治疗护理

（一）药物治疗

1. 内服中药。

2. 注射给药。

（1）康莱特注射液:①对薏苡仁油、大豆磷脂、甘油过敏者慎用;②建议使用中心静脉置管给药;③使用带终端滤器的一次性输液器。

（2）榄香烯注射液:①稀释后宜在4小时内输注完成;②建议使用中心静脉置管给药;③适用于有胸腹水的胃癌患者。

（3）鸦胆子油乳剂:①少数患者有油腻感、厌食等消化道不适应;②油乳剂如有分层,停止使用。

（4）华蟾素注射液:①少数患者用药后有轻度恶心、发冷现象;②应避免与氨茶碱、异丙肾上腺素等同时使用。

（二）特色技术

1. 穴位贴敷。

2. 艾灸。

3. 耳穴贴压。

4. 穴位按摩。

5. 中药外敷。

6. 中药肛滴。

五、健康指导

（一）生活起居

1. 病室要安静、整洁、空气清新、温湿度适宜。虚寒型患者住朝阳病室为宜，阴虚型患者室温宜略低，凉爽湿润。

2. 注意安全，防止呕吐窒息、昏厥摔伤、自杀倾向等意外。

3. 生活规律，劳逸结合，适当运动，保证睡眠。戒烟酒，慎避外邪。

4. 指导患者注意保暖，避免腹部受凉，根据气候变化及时增减衣服。

（二）饮食指导

1. 脾气虚证：进食补中健胃的食物，如鸡蛋、瘦猪肉、羊肉、大枣、桂圆、白扁豆、山药、茯苓。食疗方：莲子山药粥。

2. 胃阴虚证：进食滋补胃阴的食物，如莲子、山药、百合、大枣、薏苡仁、枸杞等。食疗方：山药百合大枣粥、山药枸杞薏米粥。

3. 血虚证：进食补气养血的食物，如大枣、桂圆、山药。食疗方：大枣桂圆粥、龙眼酸枣仁粥。

4. 脾肾阳虚证：进食温补脾肾的食物，如羊肉、桂圆、肉桂、生姜等。食疗方：羊肉羹。

5. 热毒证：进食疏肝清热的食物，如海带、紫菜、杏仁、绿豆、藕粉、菊花、蒲公英、金银花等。食疗方：薏米绿豆百合粥、海带荷叶扁豆粥。

6. 痰湿证：进食清热除湿的食物，如荸荠、赤小豆等。食疗方：赤豆粥。

7. 血瘀证：进食活血化瘀食物，如桃仁、山楂、大枣、赤小豆等。忌食粗糙、坚硬、油炸、厚味之品，忌食生冷性寒之物。食疗方：大枣赤豆莲藕粥。

8. 肝胃不和证：进食疏肝和胃的食物，如山楂、山药、萝卜、生姜等。

食疗方:山药粟米粥。

9.指导患者忌食辛辣、肥甘、煎炸之品,戒烟酒。

(三)情志调理

1.责任护士多与患者沟通,了解其心理状态,指导其保持乐观情绪。

2.针对患者忧思恼怒、恐惧紧张等不良情志,指导患者采用移情相制疗法,转移其注意力,淡化甚至消除不良情志;针对患者焦虑或抑郁的情绪变化,可采用暗示疗法或顺情从欲法。

3.鼓励患者间多沟通交流疾病防治经验,提高认识,增强治疗信心。

4.指导患者和家属了解本病的性质,掌握控制疼痛的简单方法,减轻身体痛苦和精神压力。

5.指导患者进行八段锦、简化太极拳等养生操锻炼。

六、护理难点

(一)患者因摄入减少、消化吸收不良、肿瘤消耗增加而导致的营养失调问题(体重减轻、贫血、低蛋白)

解决思路

1.定期进行营养评估,让患者认识营养的重要性。

2.根据患者的饮食和生活习惯,制订科学可行的饮食计划和阶段目标。

3.对不能进食患者,遵医嘱治疗。

4.对出院患者进行电话回访及门诊复查,采取针对性干预措施,并进行效果评价。

(二)患者因癌性疼痛、药物镇痛效果差、疾病预后差,常出现悲观情绪、自杀倾向

解决思路

1.采用数字评分或者脸谱疼痛评分等级表,准确评估患者的疼痛程度。

2.遵医嘱按三阶梯止痛原则使用镇痛药物,及时准确评估疗效并记录。

3.多与患者沟通交流,了解其心理状态,积极疏导安慰,调畅情志。

4.保持病房环境安全,取得患者家属支持,杜绝将危险物品带入病房,如刀、剪、绳等物品。

5.加强巡视,做好预见性护理,一旦发生意外,立即启动应急预案。

第二节　肝胆疾病

胆囊炎(胆胀)中西医结合护理方案

胆囊炎是较为复杂的胆囊慢性疾病,常为急性胆囊炎的后遗症或因胆固醇的代谢紊乱引起,可伴或不伴有胆囊结石。临床上常有上腹部不适和消化不良,急性发作时疼痛为阵发性,有时疼痛向右肩或背部放射,伴有恶心、呕吐和发热。墨菲症阳性。属中医"胁痛""胆胀"范畴。

一、常见证候要点

(一)肝胆郁滞证:右胁胀满疼痛,痛引右肩,遇怒加重,胸闷脘胀,善太息,嗳气频作,吞酸嗳腐。苔白腻,脉弦大。

(二)肝胆湿热证:右胁胀满疼痛,胸闷纳呆,恶心呕吐,口苦心烦,大便黏滞,或见黄疸。舌红苔黄腻,脉弦滑。

(三)气滞血瘀证:右胁刺痛较剧,痛有定处而据按,面色晦暗,口干口苦。舌质紫暗或舌边有瘀斑,脉弦细涩。

(四)肝郁脾虚证:右胁胀痛,倦怠乏力,情绪抑郁或烦躁易怒,腹胀,嗳气叹息,口苦,恶心呕吐,食少纳呆,大便稀溏或便秘。舌淡或暗,苔白,脉弦或细。

(五)胆俯郁热证:右胁灼热疼痛,或绞痛、胀痛、钝痛、剧痛,疼痛放射至右肩胛,脘腹不舒,恶心呕吐,大便不畅,或见黄疸、发热。舌质红,苔黄。

二、一般护理

1. 执行急腹症中西医结合一般护理常规。

2. 需手术者执行急腹症手术护理常规。

三、常见症状/证候施护

（一）右胁疼痛

1. 观察患者疼痛部位、性质、程度、发作时间及与气候、饮食、情志、劳倦等的关系，以及时发现病情。

2. 注意观察病情变化，有胆石症者，若出现疼痛加剧、辗转不宁，及时报告医生处理；伴有黄疸者，若有皮肤瘙痒，可给予洗浴、止痒剂等。

3. 保持环境的安静舒适，急性发作时宜卧床休息，禁饮食，给予精神安慰。

4. 指导和协助患者活动，以减轻深呼吸、咳嗽或变换体位所引起的胸痛。

5. 穴位贴敷：遵医嘱取胆囊、章门、期门等穴。

6. 穴位按摩：遵医嘱取右侧肝俞、胆俞、太冲、侠溪等穴。

7. 耳穴贴压：遵医嘱可选择肝、胆、交感、神门等穴。

8. 遵医嘱给予止痛剂，观察用药后的疗效及不良反应。

（二）右胁胀满不适

1. 观察胀满的部位、性质、程度、时间、诱发因素及伴随症状。

2. 鼓励患者饭后适当运动，保持大便通畅。

3. 腹部行顺时针方向按摩。

4. 穴位贴敷：遵医嘱取脾俞、胃俞、神阙、中脘等穴。

5. 穴位注射：遵医嘱取足三里、胆囊等穴。

6. 耳穴贴压：遵医嘱取肝、胆、大肠、交感等穴。

7. 穴位按摩：遵医嘱取胆囊、天枢等穴。

（三）嗳气、恶心呕吐

1. 观察嗳气、恶心、呕吐的频率、程度与饮食的关系。

2. 指导患者饭后不宜立即平卧。

3.呕吐患者汤药宜少量频服,服药前用生姜汁数滴滴于舌面或姜片含于舌下,以减轻呕吐。

4.穴位注射:遵医嘱取双侧足三里、胆囊等穴。

5.穴位按摩:遵医嘱取合谷、中脘、胆囊等穴。

6.耳穴贴压:遵医嘱取胆囊、胃、内分泌、交感、神门等穴。

7.艾灸:遵医嘱取脾俞、胃俞、中脘、足三里等穴。

8.穴位贴敷:遵医嘱取肝俞、胆俞、中脘、足三里等穴。

（四）发热

1.观察体温变化。

2.保持皮肤清洁,汗出后及时擦干皮肤、更换衣被,忌汗出当风。

3.穴位注射:遵医嘱取曲池等穴。

（五）纳呆

1.观察患者饮食状况、口腔气味及舌质、舌苔的变化,保持口腔清洁。

2.穴位按摩:遵医嘱取脾俞、胃俞、中脘、阳陵泉等穴。

3.耳穴贴压:遵医嘱取脾、胃、小肠、大肠、神门等穴。

4.穴位贴敷:遵医嘱取中脘、胃俞、足三里等穴。

四、中医特色治疗护理

（一）辨证选择口服中药汤剂、中成药

1.肝胆郁滞证

治法:利胆疏肝,理气通降。

推荐方药:柴胡疏肝散加减。

中成药:胆舒胶囊、四逆散颗粒等。

2.肝胆湿热证

治法:清热利湿,疏肝利胆。

推荐方药:大柴胡汤加减。

中成药:清热利胆片等。

3.气滞血瘀证

治法:疏肝理气,活血化瘀。

推荐方剂:膈下逐瘀汤加减。

中成药:血府逐瘀颗粒等。

4. 肝郁脾虚证

治法:疏肝理气,健脾助运。

推荐方剂:柴芍六君子汤加减。

中成药:逍遥丸等。

（二）针灸治疗

1. 体针:取胆囊、阳陵泉、胆俞、太冲、内关、中脘、足三里穴。每次2~3穴;用毫针行中强刺激,每穴运针3~5分钟,留针10~20分钟,隔5分钟行针1次,每日针刺1次。用电针亦可。

2. 头针:取头部胃区(以瞳孔直上的发际处为起点,向上做平行于正中线长2cm直线)。用毫针中度刺激,每次运针5分钟,留针20~30分钟,隔5分钟行针1次,快速捻转,每日针刺1次。

3. 耳针:取肝、交感、神门等穴,每次2~3穴,强刺激,留针20~30分钟,每日1~2次。

4. 点挑:取肝俞、脾俞、三焦俞、足三里、胆俞等穴。采用挑筋法或挑提法,每次取3~4穴,1~3日挑1次,5~10日为1疗程。临床上可根据病情辨证取穴。

（三）其他疗法

1. 耳穴贴压。

2. 穴位按摩。

3. 中药穴位贴敷。

4. 穴位注射。

5. 艾灸。

五、健康指导

1. 饮食调理:多饮水,忌食脂肪含量高的食物,如肥肉、鸭、荷包蛋、油炸食物等,减少烹调用油,在烹调方法上以蒸、炖、煮为主。忌食刺激性或产气食物,如牛奶、萝卜、洋葱等,忌饮酒。

2. 情志调摄:保持精神愉快,心情舒畅。正确对待疾病,避免诱发或加重疾病的不良情绪。

六、护理难点

(一)患者不良生活习惯难以纠正

1. 利用多种形式向患者介绍食疗及养生方法,鼓励患者建立良好的生活方式。

2. 中医认为,人体中十二条经脉对应着每日的十二个时辰,由于时辰在变,因而不同经脉中的气血随时辰也有盛有衰。子时是一天中最黑暗的时候,阳气开始生发。《黄帝内经》里有一句话叫作"凡十一藏皆取于胆"。胆气生发起来,全身气血才能随之而起。子时把睡眠养住了,对一天至关重要。一定让患者子时入睡以护胆养血。

(二)饮食习惯难以纠正

1. 宜食清淡、易消化、低脂、高维生素的食物,忌食辛辣刺激、煎炸油腻的食物。

2. 热重者多食水果及清凉饮料,重症湿热型及毒热型应禁食水。

胆管炎伴胆总管结石(胁痛)中西医结合护理方案

胆总管结石是胆道系统的常见病,常与胆道感染同时存在,互为因果。临床表现为:发作期以持续性上腹部或右上腹痛为主要症状,同时伴有恶心、呕吐和放射性痛。临床急性胆管炎发作时患者常有典型的三联征:腹痛、寒战和发热、黄疸等,有时伴有血压降低、中毒性脑损害等,属中医"胁痛""黄疸"范畴。

一、常见证候要点

(一)肝胆蕴热证:胁肋灼痛或刺痛,胁下拒按或痞块,伴畏寒发热、口干口苦、恶心呕吐、身目微黄、大便干结。舌质微红,苔薄白或微黄,脉平或弦微数。

（二）肝胆湿热证：胁肋胀痛，身目发黄，伴发热、纳呆呕恶、小便黄、胁下痞块拒按、便溏或大便秘结。舌质红，苔黄厚腻，脉滑数。

二、一般护理

1. 执行急腹症中西医结合一般护理常规。

2. 需手术者执行急腹症手术护理常规。

三、常见症状／证候施护

临床上各症状要与证候相结合。

（一）腹痛

1. 注意观察疼痛的部位、性质、程度、持续时间，舌苔、脉象及全身情况。如出现寒战高热、腹痛加剧、腹肌紧张及全身不适等，应立即报告医生给予处理。遵医嘱正确用药。

2. 卧床休息，给予精神安慰。调摄精神，指导患者采用有效的情志转移方法，如深呼吸、全身肌肉放松、听音乐等。

3. 穴位按摩：患者疼痛剧烈时，遵医嘱取右侧的肝俞、胆俞，强刺激胆囊、侠溪、太冲等穴。

4. 耳穴贴压：取腹痛点、脾俞等穴。

5. 穴位贴敷：遵医嘱取胆俞、肝俞等穴。

（二）发热

1. 急性期绝对卧床休息，高热者应避风，及时更换衣服，用温水擦身，定时变换体位。

2. 做好口腔护理，保持口腔清洁。遵医嘱予以中药漱口液漱口。

3. 穴位按摩：遵医嘱选大椎、曲池、合谷等穴降温。

4. 遵医嘱中药保留灌肠。

（三）黄疸

1. 观察皮肤巩膜黄染程度及二便颜色和伴随症状。

2. 皮肤瘙痒者：加强皮肤护理，勿用手抓，可用温水擦浴或遵医嘱给予止痒剂。

3. 耳穴贴压：遵医嘱取肝、胆、脾、胃等穴。

4. 遵医嘱中药保留灌肠。

（四）恶心呕吐

1. 观察恶心呕吐的频率、程度、伴随症状及与饮食的关系和呕吐内容物量、性质等。

2. 指导患者饭后或服用中药后不宜立即平卧，发作时宜取坐位或卧位，从上向下按摩胃部，以降胃气。

3. 可口含姜片或口中滴姜汁以缓解呕吐。

4. 穴位按摩：遵医嘱按摩内关、足三里、合谷、中脘等穴。

5. 遵医嘱耳穴贴压，取大肠、胃、脾、皮质下、交感、便秘等穴。

（五）大便干结

1. 大便秘结者进行腹部按摩。

2. 遵医嘱中药或肥皂水灌肠。

3. 遵医嘱穴位按摩，取胃俞、脾俞、内关、足三里、天枢、关元等穴。

4. 遵医嘱耳穴贴压，取大肠、胃、脾、交感、皮质下、便秘等穴。

四、中医特色治疗护理

（一）药物治疗

内服中药。

（二）特色技术

1. 耳穴贴压。

2. 穴位按摩。

3. 中药外敷。

4. 中药灌肠。

五、健康指导

（一）生活起居

1. 病室要安静、整洁、空气清新，温湿度适宜。

2. 生活规律，劳逸结合，适当运动，保证睡眠。急性发作时宜卧床休息。

3. 指导患者养成良好的饮食卫生习惯，制订推荐食谱，改变以往不合理的饮食结构。

4. 指导患者注意保暖,预防感冒,根据气候变化及时增减衣服。

（二）饮食指导

饮食以清淡、易消化、定时进食、少量、多餐为原则。急性期、恶心呕吐严重患者遵医嘱禁食水,留置胃肠减压,中药胃管注入。

恢复期及术后患者饮食应当做到"六要"和"五忌"。

"六要"包括如下。

1. 要注意饮食和饮水卫生,生吃瓜果要先洗干净。

2. 要多吃含维生素的食物,如胡萝卜、西红柿、菠菜、白菜等,平时应多吃香蕉、苹果等水果。

3. 要用植物油炒菜,所吃的菜以炖、烩、蒸为主。

4. 要常吃些瘦肉、鸡、鱼、核桃、黑木耳、海带、紫菜等。

5. 要多吃些能促进胆分泌和松弛胆道括约肌促进胆汁排出作用的食物,如山楂、乌梅、玉米须。

6. 要吃早餐,不可让空腹的时间太长。

此外还要注意两点:一是要经常运动,防止便秘;二是肥胖者要计划减肥,因为肥胖会促使胆固醇大量分泌,加重病情。

"五忌"包括如下。

1. 忌吃含胆固醇较高的食物,如动物心、肝、脑、肠以及蛋黄、松花蛋、鱼子及巧克力等。

2. 忌吃含高脂肪食物,如肥肉、猪油、油煎油炸食物。油多的糕点也不宜多吃,因为过多的脂肪会引起胆囊收缩,导致疼痛。

3. 忌暴饮暴食。

4. 忌食辛辣刺激的调味品,如辣椒、辣椒油、五香粉、胡椒粉等。

5. 忌烟、酒、咖啡等,这些带有刺激性的食物能使胃酸过多、胆囊剧烈收缩而导致胆道口括约肌痉挛、胆汁排出困难而诱发胆绞痛。

（三）情志调理

1. 责任护士多与患者沟通,了解其心理状态,指导其保持乐观情绪。

2. 针对患者忧思恼怒、恐惧紧张等不良情志,护士应告知患者心情的抑郁不畅会导致胁痛加重,应疏导患者情志,避免忧郁恼怒,保持乐观情绪,积极配合治疗。指导患者采用移情相制疗法,转移其注意力,淡化、甚至消除不良情志;针对患者焦虑或抑郁的情绪变化,可采用暗示疗法或顺情从欲法。患者疼痛剧烈、躁动不安时护士应安抚患者,使患者情绪稳定,并积极采取止痛措施。

3. 鼓励家属多陪伴患者,给予患者心理支持。

4. 鼓励患者间多沟通交流疾病防治经验,提高认识,增强治疗信心。

5. 指导患者和家属了解本病的性质,掌握控制疼痛的简单方法,减轻身体痛苦和精神压力。

六、护理难点

患者不良生活习惯和饮食习惯难以纠正。

解决思路

1. 利用多种形式向患者介绍食疗及养生方法,鼓励患者建立良好的生活方式。

2. 定期进行电话回访及门诊复查,筛查危险因素,进行针对性干预。

3. 对目标人群进行定期追踪、随访和效果评价。

急性梗阻性化脓性胆管炎(胁痛)中西医结合护理方案

急性梗阻性化脓性胆管炎(AOSC),是胆道感染中最严重的一种疾病,具有发病急骤、病情重、变化快、并发症多、死亡率高等特点,临床患者常有典型的三联征:腹痛、寒战和发热、黄疸等,有时伴有血压降低、中毒性脑损害等。中医属"胆胀""胁痛"范畴。

一、常见证候要点

（一）肝胆热郁证：胁肋部或上腹剧痛，持续不解，腹肌强硬，压痛拒按，持续高热，口苦口渴，全身黄染，大便燥结，小便短赤。舌红绛，苔黄，脉弦紧或弦数。

（二）毒热内闭证：发热口干，两目红赤，或全身黄染，神志恍惚，烦躁不宁，面色苍白，皮肤可见瘀斑，四肢厥冷。舌质红绛或紫暗，苔黄干、灰黑或无苔，脉细数，或细微欲绝。

二、一般护理

1. 执行急腹症中西医结合一般护理常规。

2. 需手术者执行急腹症手术护理常规。

三、常见症状／证候施护

（一）腹痛

1. 观察疼痛的部位、性质、程度、持续时间。

2. 穴位按摩：患者疼痛剧烈时，遵医嘱穴位按摩，取右侧的肝俞、胆俞，强刺激胆囊、侠溪、太冲等穴。

3. 耳穴贴压：取腹痛点、脾俞等穴。

4. 穴位贴敷：遵医嘱取胆俞、肝俞等穴。

5. 出现寒战高热、腹痛加剧、腹肌紧张及全身不适等应立即报告医生给予处理。

（二）腹胀

1. 穴位按摩：遵医嘱穴位按摩，取足三里穴。

2. 穴位注射：遵医嘱穴位注射，采用新斯的明注射双侧足三里穴。

3. 电针：遵医嘱电针治疗，取足三里穴。

4. 穴位贴敷：遵医嘱穴位贴敷，取足三里、梁门、中脘穴。

5. 遵医嘱用肥皂水或中药灌肠。

6. 给予口服中药或胃注中药。

7. 术后遵医嘱耳穴贴压，取三焦、交感穴。

（三）寒战高热

1. 绝对卧床休息。

2. 避风,及时更换衣物,用温水擦身,定时变化体位。

3. 穴位按摩:遵医嘱穴位按摩,取曲池、合谷穴。

4. 避风:及时更换衣物,用温水擦身,定时变化体位。

（四）恶心呕吐

1. 观察恶心呕吐的频率、程度、伴随症状及与饮食的关系和呕吐内容物量、性质等。

2. 指导患者饭后或服用中药后不宜立即平卧,发作时宜取坐位或卧位,从上向下按摩胃部,以降胃气。

3. 可口含姜片或口中滴姜汁以缓解呕吐。

4. 穴位按摩:遵医嘱按摩内关、足三里、合谷、中脘等穴。

5. 遵医嘱耳穴贴压,取大肠、胃、脾、皮质下、交感、便秘等穴。

（五）黄疸

1. 观察患者皮肤、巩膜黄染的程度及二便颜色。

2. 加强皮肤护理。

3. 温水擦浴或炉甘石洗剂涂抹。

（六）大便秘结

1. 遵医嘱中药或肥皂水灌肠。

2. 番泻叶代茶饮。

3. 术后口服或胃管注入清热解毒、通理攻下的中药。

4. 穴位注射:遵医嘱穴位注射,用新斯的明双侧足三里各注射0.25mg。

（七）纳呆

1. 观察患者的饮食情况、口腔气味、口中感觉、舌质舌苔的变化,保持口腔清洁。

2. 定期测量体重,监测有关营养指标的变化,做好记录。

3. 耳穴贴压:遵医嘱取脾、胃、肝、小肠、交感、心等穴。

四、中医特色治疗护理

（一）药物治疗

在中药应用上选用清热解毒、通理攻下的药物,常用金银花、连翘、蒲公英、紫花地丁、野菊花、夏枯草、黄芩、黄连、龙胆草等,可采用内服中药、中药灌肠、中药外敷等方法。

（二）特色技术

1.穴位贴敷:取足三里、梁门、中脘等穴。

2.电针:针刺右侧期门、日月、内关、合谷等穴,有止吐、利胆、抗菌等作用。

3.耳穴贴压:取神门、交感、皮质下、肝、胆、胃、小肠等穴。

4.穴位按摩:取双侧足三里、内关等穴,促进肠蠕动,排气排便。

五、健康指导

（一）生活起居

1.病室要安静整洁,定时开窗通风。

2.卧床休息,保证睡眠。

3.指导患者注意保暖,预防感冒。

4.急症行 ERCP 术后达到胆管减压、引流,缓解胆道高压和全身感染,病情平稳后,逐渐下床活动,注意劳逸结合。

5.注意休息,保证睡眠充足。注意劳逸结合,活动强度不宜过大,以患者不感觉疲劳和疼痛为宜。

6.遵医嘱按时服药,询问医生复查时间。

7.若出现腹痛腹胀、恶心呕吐、寒战高热等全身不适,请及时就医。

（二）饮食指导

1.患者病情平稳、拔除胃管后,逐渐进流质饮食。

2.患者无腹痛发热症状,尿淀粉酶结果正常可进流质饮食,逐渐过渡到半流质饮食。

3.出院 1~2 周内以清淡易消化的半流质饮食为主。

4.加强营养,进低脂高蛋白、高碳水化合物、丰富维生素饮食,并少食多餐,忌暴饮暴食及烟酒,养成良好的生活习惯。

5. 出院2周后视自身情况逐渐恢复到正常饮食。

（三）情志调理

1. 鼓励患者家属多陪伴患者,给予心理支持。

2. 鼓励患者间多交流疾病防治经验,增强治疗信心。

3. 指导患者采用移情相制疗法,转移其注意力,淡化、甚至消除不良情志。针对患者焦虑或抑郁的情绪变化,可采用暗示疗法或顺情从欲法。

第三节　胰腺疾病

急性胰腺炎（脾心痛）中西医结合护理方案

急性胰腺炎是胰腺消化酶在胰腺内被激活,对胰腺及其周围组织自身消化而引起的自身消化性疾病。临床表现以急性上腹痛伴恶心呕吐,血、尿淀粉酶升高为特点,于饱餐后或饮酒后突然发生程度不等的上腹疼痛,可伴有呕吐、发热,甚至出现黄疸,属中医"脾心病""结胸""胁痛"范畴。

一、常见证候要点

1. 肝郁气滞型:腹中阵痛或窜痛,有恶心或呕吐,无腹胀。舌质淡红,苔薄白,脉弦,相当于水肿型胰腺炎。

2. 脾胃实热型:腹满痛拒按,有痞满燥湿结征象,口干渴,尿短赤。舌质红,舌苔黄腻或燥,脉洪数或弦数,相当于较重的水肿型或出血坏死型胰腺炎。

3. 脾胃湿热型:上腹胀痛、拒按、尿短赤,多有黄疸。舌质红,苔黄腻,脉滑或数,相当于合并胆道疾病的急性胰腺炎。

4. 蛔虫上扰型:持续腹痛,伴有阵发性钻顶样痛,痛时汗出肢冷,痛后如常，多有吐蛔或便蛔。舌质红，舌苔白或微黄而腻，脉弦紧或弦细，相当于胆道蛔虫引起的急性胰腺炎。

二、一般护理

1. 执行急腹症中西医结合一般护理常规。

2. 需手术者执行急腹症手术护理常规。

三、常见症状／证候施护

（一）腹痛

1. 观察疼痛的部位、性质、程度、持续时间、诱发及缓解因素，及与饮食、体位、睡眠的关系。若疼痛剧烈、可能有出血或出现休克现象者，立即报告医生。

2. 急性发作时宜卧床休息，给予精神安慰；禁饮食，密切观察病情变化。

3. 穴位按摩：遵医嘱取足三里、内关、梁门、腹哀、阳陵泉等穴。

4. 耳穴贴压：遵医嘱取胰胆、胃、肝等穴。

5. 穴位贴敷：遵医嘱取中脘、内关、腹哀、胃俞、足三里穴。

6. 中药外敷：如芒硝外敷，将芒硝装入规格 25cm×40cm 的布袋内，外敷于腹部 2~3 小时，可使肿胀的腹壁及肠管得以消肿。

（二）腹胀

1. 观察腹胀的程度、时间、诱发因素及伴随症状。

2 穴位按摩：遵医嘱取双侧足三里、支沟、上巨虚、阳陵泉穴。

3. 耳穴贴压：遵医嘱取胰胆、交感、神门等穴。

4. 穴位注射：遵医嘱取双侧足三里穴。

5. 穴位贴敷：遵医嘱取神阙穴。

6. 遵医嘱给予肥皂水或中药灌肠。

7. 给予口服中药或胃注中药。

（三）恶心呕吐

1. 观察恶心呕吐的频率、程度。

2. 遵医嘱下胃管给予胃肠减压。

3. 穴位按摩:遵医嘱取内关、合谷穴,呕吐重者加攒竹穴。

4. 耳穴贴压:遵医嘱取交感、神门、脾、胃等穴。

5. 其他:如中药口腔护理、中药漱口茶漱口等。

（四）发热

1. 卧床休息,病房环境安静,温湿度适宜,监测体温。

2. 及时更换衣物,用温水擦身,定时变化体位,给予物理降温(冰毯降温治疗)。

3. 遵医嘱给予药物降温。

4. 穴位按摩:遵医嘱取合谷、曲池、大椎等穴。

5. 刮痧:遵医嘱取大椎、膀胱经、肺俞等穴。

（五）呼吸困难

1. 严密观察患者的神志、生命体征、血氧饱和度及皮肤黏膜发绀情况,监测血气分析情况。

2. 提供舒适的环境,床头抬高45°。

3. 应用化痰药物稀释痰液,协助翻身叩背,协助患者咳嗽咳痰。

4. 穴位贴敷:遵医嘱取大椎、定喘、肺俞、脾俞、天突等穴。

5. 穴位按摩:遵医嘱取列缺、内关、气海、关元、足三里等穴。

（六）休克

1. 密切观察并记录神志、四肢温度、皮肤黏膜、血压、脉搏呼吸等,记录24小时出入量。

2. 取仰卧位,头胸部和下肢各抬高15°~20°,注意保暖。

3. 建立中心静脉,监测中心静脉压。

4. 遵医嘱给予治疗补液,严格控制输液速度。

5. 拔罐:遵医嘱取天突、膻中、神阙、足三里穴。

6. 耳穴贴压:遵医嘱取肾上腺、皮质下、心穴。

7. 艾灸:遵医嘱艾灸,取百会、膻中、神阙、气海穴。

（七）尿少水肿

1. 密切监测生命体征,严格记录24小时出入量,限液。

2.密切观察病情,观察患者有无全身严重水肿的征象,观察并记录水肿的情况。

3.监测肾功能、血钠、血钙、血磷、血 pH 值等化验室指标。

4.遵医嘱给予血液净化,做好血液净化的护理。

5.耳穴贴压:遵医嘱取肾俞、输尿管、膀胱穴。

6.艾灸:遵医嘱取膀胱俞、关元、中极穴。

四、中医特色治疗护理

(一)药物治疗

1.内服中药。

(1)中药胃注改善肠功能:胃管在注入中药后闭管 3 小时。中药灌肠温度适宜,注意观察灌肠后大便次数,腹部体征变化;静脉营养强调尽量 24 小时均匀滴注。

(2)服用含有甘遂成分的中成药后,要注意观察大便的次数及性质,尤其关注年老体弱的患者。

2.注射给药。

(二)特色技术

1.穴位贴敷。

2.耳穴贴压。

3.穴位注射。

4.穴位按摩。

5.艾灸。

6.拔罐。

五、健康指导

(一)生活起居

1.病室要安静、整洁、空气清新,温湿度适宜。

2.急性发作时宜卧床休息。

(二)饮食指导

淀粉酶下降至正常后可遵医嘱逐步恢复饮食,起初可先食少量流质饮食如米汤、藕粉,后逐步过渡至半流质饮食:如稀粥、面汤等,每次进食量不宜多,宁饿勿饱,忌暴饮暴食,或进食生冷、油腻、甘甜、辛辣、不洁的食物。并且饮食应富有营养,疏通气机,如红豆莲子粥、粳米粥、佛手、白菊花茶、玫瑰花茶等均具有疏肝理气的作用。忌食南瓜、红薯、土豆、汽水等壅胆气机的食物。

（三）情志调护

1. 多与患者沟通,了解其心理状态,指导其保持乐观情绪。

2. 指导患者采用移情相制疗法,转移其注意力。针对患者焦虑或抑郁的情绪变化,可采用暗示疗法或顺情从欲法。

3. 鼓励家属多陪伴患者,给予患者心理支持。指导患者和家属了解本病的相关知识,掌握控制疼痛的简单方法,如深呼吸、全身肌肉放松、听音乐等。

4. 鼓励患者间多沟通,交流疾病防治经验,提高认识,增强治疗信心。

六、护理难点

患者建立正确的饮食习惯较困难。

解决思路

1. 利用多种形式向患者及家属介绍食疗及养生方法。

2. 利用图表等形式向患者演示饮食不当诱发胆囊炎的机制,使患者了解疾病与饮食的相关性,并嘱家属协同做好督促工作。

3. 定期进行电话回访,鼓励坚持正确的饮食习惯。定期门诊复查,筛查危险因素,进行针对性干预。

重症急性胰腺炎（脾心痛）中西医结合护理方案

重症急性胰腺炎是急性胰腺炎更严重的表现,除表现为急性上腹痛伴恶心呕吐,血、尿淀粉酶升高以外,还有局部或全身严重并发症和器官功能衰竭的表现,起病急、进展快、病死率高。属中医"脾心病""结胸""胁痛"范畴。

一、常见证候要点

（一）结胸里实证：发病 1 周内，临床可出现休克、ARDS、急性胃肠功能衰竭、急性肾衰竭、胰性脑病等并发症。如寒热往来，胸胁苦满，漠漠不欲饮，心烦喜呕与痞满燥实坚等。

（二）热毒炽盛证：发病 1 周出现，可持续 1~2 个月，以胰腺、胰周及相关部位感染及全身感染为主要临床表现。中医见证为热腐成脓，毒热炽盛，临床可出现热深厥深，热入心包，脘腹胀满，腹胀拒按，高热，口渴，头痛，烦躁不宁，肌肤发斑。舌绛苔黄，脉数。

（三）气阴两虚证：发病 3 周至 3 个月，主要表现为全身营养不良，中医见证气阴两伤，脾胃不和或脾虚湿困，或余邪未尽，神疲乏力，气短懒言，咽干口燥，烦渴欲饮，午后颧红，小便短少，大便干结。舌体瘦薄，苔少而干，脉虚数。

二、一般护理

1. 执行急腹症中西医结合一般护理常规。

2. 需手术者执行急腹症手术护理常规。

三、常见症状／证候施护

（一）上腹疼痛

1. 密切观察生命体征，注意呼吸频率、次数，观察腹痛的性质、持续时间、部位，并做好记录，发现异常及时报告给医生。

2. 急性发作时宜卧床休息，给予精神安慰，协助患者变换体位，可弯腰抱膝侧卧位，疼痛剧烈辗转不安时，注意安全，防止坠床。

3. 腹痛严重者，遵医嘱禁食水，给予胃肠减压，保持胃肠减压的有效性。保持口腔清洁，给予患者每日 2 次口腔护理。

4. 穴位按摩：遵医嘱取足三里、内关、梁门、腹哀、阳陵泉等穴，每穴 1~2 分钟。

5. 耳穴贴压：遵医嘱取胰胆、胃、肝等穴。

6. 中药外敷：遵医嘱给予芒硝上腹部外敷，做好皮肤护理，及时更换被服。

7. 穴位贴敷：遵医嘱取中脘、内关、腹哀、胃俞、足三里穴。

（二）腹胀

1. 观察腹胀的部位、性质、程度、持续时间、诱发因素及伴随症状。

2. 患者卧床休息，给予半坐位。

3. 穴位按摩：遵医嘱取双侧足三里、支沟、上巨墟、阳陵泉穴，以促进肠蠕动。穴位按摩临床常规为每天 2 次。按照子午流注学说足阳明胃经在早上 7~9 点最活跃，此时进行穴位按摩治疗效果最显著，而足三里、上巨墟为足阳明胃经的穴位，是治疗腹胀的主要穴位，故上午的穴位按摩选在早上 7~9 点。

4. 穴位注射：遵医嘱新斯的明 0.5mg（每侧 0.25mg）双侧足三里穴位注射，以缓解腹胀。

5. 中药胃注：遵医嘱给予中药首煎 200mL 口服或胃管注入，恶心呕吐严重者可采用频服法（每次 50mL，30 分钟 1 次）或先按摩内关后服药。胃管注入中药后胃管夹闭 2 小时，二煎中药 400mL 保留灌肠，3~4 次 / 日，可使用电脑遥控灌肠整复仪。

6. 耳穴贴压：遵医嘱取胰胆区、交感、神门穴。

7. 穴位贴敷：遵医嘱取中脘、胃俞、足三里穴。

8. 应用激光治疗仪缓解腹胀，取胃俞、中脘穴。

（三）恶心呕吐

1. 保持病室安静整洁，每天定时开窗通风 2 次，避免异味刺激。

2. 呕吐时取侧卧位，吐后用温开水或盐水漱口。观察和记录呕吐物颜色、性质及量。

3. 保证胃肠减压通畅，观察胃液的颜色、性质及量，并准确记录。

4. 穴位按摩：遵医嘱取内关、合谷穴，呕吐重者加攒竹穴。

5. 耳穴贴压：遵医嘱取交感、神门、脾、胃等穴。

6. 胃管注入中药温度为 37℃~38℃，应少量频次（每次 50mL，30

分钟 1 次），胃注过程中随时观察患者的反应，胃注后应让患者取半卧位，减少活动。

（四）发热

1.观察生命体征变化及汗出情况，体温 37.5℃以上者，每 4 小时监测体温、脉搏、呼吸 1 次，做好准确记录，及时反馈医生，并遵医嘱给予退热针剂治疗，注意保暖。

2.保持病室凉爽，光线明亮，空气湿润。

3.体温 38℃以上者可采用冰袋、温水擦浴等物理降温措施；汗出者及时擦拭和更换被服，保持床位及衣物干净整洁，保持皮肤清洁，减少患者的不适感。

4.穴位按摩：遵医嘱取合谷、曲池、大椎等穴。

5.刮痧：遵医嘱取大椎、膀胱经、肺俞等穴。

6.保持口腔清洁，给予患者每日 2 次口腔护理，去除异味。

四、中医特色治疗护理

（一）药物治疗

1.内服中药。

（1）热毒炽盛证口服中药温度应偏低，饭后服。

（2）气阴两虚证口服中药应热服，饭前服。

2.中药保留灌肠：一煎中药 200mL 口服或胃管注入（每次 50mL，30 分钟 1 次），2 小时后中药二煎 400mL 保留灌肠，可使用电脑遥控灌肠整复仪。

3.注射给药。

（二）特色技术

1.穴位按摩。

2.穴位注射。

3.耳穴贴压。

4.中药保留灌肠。

5.穴位贴敷。

6. 中药外敷。

7. 激光治疗仪。

8. 中药熏洗。

9. 刮痧。

五、健康指导

（一）生活起居

1. 保持空气清新，定时通风换气，病室应温湿度适宜：温度以 18℃~20℃、湿度以 50%~60% 为宜。使患者神清气爽，气血通畅，促使疾病的康复。

2. 病室应保持光线充足而柔和，避免日光直射到患者的面部。患者休息时，光线宜暗，应用窗帘遮挡。

3. 热毒炽盛证患者，恶热喜凉，室内的温度可略低些，使患者感到心静，有利于养病。

4. 环境调控：室内摆放绿色植物可改善和调节人体生理功能，有益于眸明眼亮，并使嗅觉、听觉以及思维活动的灵敏性得到改善。可摆放吊兰、文竹等。

5. 生活起居有规律，保证睡眠，加强体育锻炼，劳逸结合，如散步、打太极拳、腹式呼吸、按摩足三里穴、揉搓涌泉穴、勤梳头、按摩腹部。

6. 积极治疗原发病，肥胖者应减轻体重，高血脂者降低血脂。

（二）饮食指导

饮食以清淡、易消化的流质、半流质食物为主，少食多餐，忌暴饮暴食，宁饿勿饱，忌油腻、甘甜辛辣、不洁的食物，戒烟酒。

1. 胰腺炎急性发作期，应禁食水，一般消化道功能恢复、有自主排气后方可进食少量无油流质食物（如米汤、藕粉），还应限制脂肪及蛋白质类食物的摄入（如肉汤、牛奶、豆浆等）。痊愈后，高脂血症引起的胰腺炎半年内禁食高脂肪类食物（如肉类、油煎品、坚果类等）和刺激性食物（如辣椒、浓咖啡等），绝对禁止烟酒。后期可逐渐进食蛋白质、低脂肪食物（如鱼类、豆类、瘦肉等）。养成良好的生活及饮食习惯，切忌暴饮暴食。

2. 结胸里实证:饮食应以解郁通络、疏通气机之品为主,如红豆莲子粥、粳米粥、百合粥、佛手、莲藕、丝瓜、玫瑰花茶。

3. 热毒炽盛证:饮食应以清热解毒、活血化瘀之品为主,如绿豆百合粥、赤小豆冬瓜汤、黄瓜、苦瓜、西瓜,适量粗粮及瓜果。

4. 气阴两虚证:饮食以益气养阴、健脾和胃、补肾固精之品为主,如薏苡仁百合粥、山药红枣粥、山药、胡萝卜、白萝卜、海带等。

(三)情志调护

1. 责任护士要了解患者心理状态,调摄精神,疏肝解郁,情志舒畅。要使患者保持情绪稳定,不要暴喜暴怒,以免引起气机紊乱、脏腑功能失调,要精神宁静、乐观、豁达,应做到节制情欲,学会控制感情,避免情绪波动。

2. 责任护士要区别不同情况,做好劝导安慰工作,得到患者的信任,了解患者的真思想,针对主要问题开导患者。

3. 顺情从欲法:护理人员鼓励患者充分宣泄心中的痛苦和不愉快情绪,减少心理负担。

4. 互补性安排:对治疗缺乏信心而终日忧心忡忡的患者,可安置与性格开朗、对治疗充满信心的或治疗效果理想的患者在一起,以相互开导、启发和影响,可去忧解烦,增强其信心。

5. 情志导引及暗示疗法:听清新的音乐,放松心情,介绍与疾病相关的知识。

六、护理难点

(一)患者的生活习惯和饮食习惯的依从性

急性胰腺炎患者在住院期间对于治疗护理的依从性较好,而出院以后依从性降低,病情易反复和加重,养成良好的生活及饮食习惯对患者再住院率、住院时间和死亡率有明显的改善。

解决思路

1. 患者出院时根据患者的年龄、职业、知识层次、地域、家庭环境、社会属性等制订特异性的健康教育内容(纸质、录音),发放给患者。

2. 建立患者档案,电话或门诊随访患者,提高依从性。

3. 通过现代化网络系统,建立患者学校,利用电子邮箱、微信朋友圈等转发小贴士和健康知识,以提醒患者。

4. 患者学校定期授课,并邀请胰腺炎的康复患者来交流,提高依从性,减少疾病复发和加重。

(二)重型胰腺炎患者心理压力大

重型胰腺炎患者病程迁延,病情重,易反复,住院时间长,患者及家属极易产生焦虑、悲观的情绪,丧失治疗的信心。

1. 提高患者健康教育知识的认知率,通过开展朋友圈活动,调研问题、分析原因、制订方法,加强对患者的健康教育。

2. 互补性安排:若患者病情重,住院时间长,对治疗缺乏信心而终日忧心忡忡,应安置在双人间与性格开朗、对治疗充满信心的或治疗效果理想的患者在一起,以相互开导、启发和影响,可去忧解烦,增强其信心。

3. 责任护士以中医因人、因时、因地的理论为指导,运用情志引导法、顺情从欲法、暗示法等对其实施情志护理。

第五章 路径化中西医结合施护单

第一节 胃肠道疾病

阑尾炎(肠痈)路径化中西医结合施护单

床号 _____ 姓名 _____ 性别 _____ 年龄 _____ 住院号 _____ 入院时间 _____
出院时间 _____ 入院节气 _____ 入院诊断 _____ 中医诊断 _____
证候分型:□ 湿热内蕴,气滞血瘀证 □ 积热不散,肉腐成脓证 □ 阳明腑实,热盛伤津证

具体时间	时段	护理项目	具体内容	责任护士	备注
年 月 日 时 分	入院期	一般护理常规	□ 办理入院手续,专人护送至病区 □ 准备床单位,必要时准备急救物品、确定责任护士 □ 建立病历,建立信息系统 □ 四诊方法评估患者,按需要进行下列评估 　□ 自理能力评估 　□ 跌倒坠床危险因素评估 　□ 压疮评估 　□ 疼痛评估 　□ 非计划性拔管评估 　□ 营养评估 　□ 饮食、二便情况评估 □ 危重患者制订护理计划并建立重症记录		

(待续)

83

续表

具体时间	时段	护理项目	具体内容	责任护士	备注
年　月　日 时　分	临证 施护	常规护理	□ 病室环境要安静、整洁、空气清新、温度、光线适宜 □ 测量生命体征,做好记录 □ 遵医嘱实施分级护理 □ 妥善安置体位,可选半卧位使炎症局限 □ 密切观察病情变化,做好记录 □ 遵医嘱正确给药、治疗、护理 □ 禁食、胃肠减压的患者,保持引流通畅,密切观察引流物的颜色、性质、量,并做好记录 □ 出血者建立多条静脉通道,快速补充血容量		
年　月　日 时　分		胃脘疼痛	□ 穴位贴敷:取中脘、胃俞、足三里、梁丘等穴 □ 穴位按摩:取中脘、天枢、梁门、内关、气海、足三里穴 □ 耳穴贴压:取脾、胃、交感、神门、肝胆、内分泌等穴 □ 艾灸:取中脘、气海、关元、足三里等穴 □ 电针治疗:取中脘、梁门、天枢、足三里、内关穴		
年　月　日 时　分		恶心呕吐	□ 腹部按摩:取中脘、天枢、梁门、足三里穴或腹部顺时针按摩 □ 穴位注射:取双侧足三里穴 □ 艾灸:取中脘、天枢穴 □ 耳穴贴压:取胃、肠、肝、胆、肾、心、交感等穴		

（待续）

具体时间	时段	护理项目	具体内容	责任护士	备注
年 月 日 时 分	手术期	术前护理	□ 遵医嘱完善各项术前检查,进行皮肤准备、肠道准备、禁食水时间,必要时进行备血、做药物过敏试验 □ 腹部手术前练习腹式呼吸和床上排大小便,指导患者有效咳嗽的方法 □ 做好情志护理,讲解手术的配合要点及成功的实例,消除患者紧张情绪 术日晨完成术前准备(如为急症手术,术前完成) □ 准确测量生命体征,并记录于体温单上 □ 遵医嘱放置胃、尿管,排空膀胱 □ 取下义齿、眼镜和贵重物品,交由家属保管 □ 再次核对患者信息,佩戴手术腕带 □ 遵医嘱给予术前用药,将病历、X线、CT、磁共振及术中用药等手术用物与手术室护士交接 □ 根据手术要求准备麻醉床、氧气、监护仪器等用物		

(待续)

具体时间	时段	护理项目	具体内容	责任护士	备注
年　月　日 时　分	手术期	术后护理	□ 严密观察患者各项生命体征、意识状态、伤口情况等,建立重症记录及各项术后评估 □ 根据麻醉方式、手术术式、术中情况等决定患者卧位,保持床单位干净整洁、保暖 □ 保持呼吸道通畅,及时清理呼吸道分泌物,遵医嘱给予氧气吸入、心电监护 □ 妥善固定各引流管并做好标记。确保各种管路通畅,防止扭曲、打折、脱落,注意观察各引流液的颜色、性质、量,准确记录,发现异常及时通知医生处理 □ 密切观察切口有无渗血、渗液、红肿等,观察敷料有无脱落,保持切口敷料的干燥清洁 □ 根据医嘱和病情合理安排输液顺序,进行肠内、肠外营养的补充,维持营养和水电解质、酸碱平衡 □ 手术患者做好口腔和皮肤护理 □ 术后疼痛患者进行疼痛评分,评估疼痛的性质、程度、持续时间,分析疼痛原因,遵医嘱用针刺、药物、中医护理技术方法止痛 □ 指导并鼓励患者早期床上活动,预防深静脉血栓形成,促进肠蠕动恢复 □ 根据手术及胃肠道恢复情况遵医嘱指导患者进食,先流质、半流质,逐步过渡到普食 □ 嘱患者养成良好的饮食习惯,清淡、多品种,粗细、荤素搭配,忌食生冷食品,保持大便通畅		

(待续)

具体时间	时段	护理项目	具体内容	责任护士	备注
年 月 日 时 分	出院期	出院护理	□ 根据出院医嘱,责任护士提前通知患者及家属做好出院准备,并告知流程及注意事项 □ 评估患者总体情况,针对性地给予出院指导,包括用药指导、饮食调护、康复训练、复诊时间等,必要时,提供书面指导材料 □ 床单位终末处理 □ 整理出院病历及相关护理记录 □ 通过电话、微信等多种形式提供延伸护理服务		

消化性溃疡(胃脘痛)路径化中西医结合施护单

床号 _____ 姓名 _____ 性别 _____ 年龄 _____ 住院号 _____ 入院时间 _____
出院时间 _____ 入院节气 _____ 入院诊断 _____ 中医诊断 _____
证候分型:□ 肝胃不和证 □ 脾胃气虚证 □ 脾胃虚寒证 □ 肝胃郁热证 □ 胃阴不足证

具体时间	时段	护理项目	具体内容	责任护士	备注
年 月 日 时 分	入院期	一般护理常规	□ 办理入院手续,专人护送至病区 □ 准备床单位,必要时准备急救物品,确定责任护士 □ 建立病历,建立信息系统 □ 四诊方法评估患者,按需要进行下列评估 　□ 自理能力评估 　□ 跌倒坠床危险因素评估 　□ 压疮评估 　□ 疼痛评估 　□ 非计划性拔管评估 　□ 营养评估 　□ 饮食、二便情况评估 □ 危重患者制订护理计划并建立重症记录		

(待续)

具体时间	时段	护理项目	具体内容	责任护士	备注
年　月　日 时　分	常规护理	常规护理	□ 病室环境要安静、整洁、空气新鲜、温度、光线适宜 □ 测量生命体征,做好记录 □ 遵医嘱实施分级护理 □ 妥善安置体位,可选半卧位,密切观察病情变化 □ 遵医嘱正确给药、治疗、护理 □ 禁食、胃肠减压的患者,保持引流通畅,密切观察引流物的颜色、性质、量,并做好记录		
年　月　日 时　分	临证施护	胃脘疼痛	□ 穴位贴敷:遵医嘱取中脘、建理、神阙、关元等穴 □ 穴位按摩:遵医嘱取中脘、气海、胃俞、合谷、足三里等穴 □ 耳穴贴压:遵医嘱和病情需要,可取脾、胃、交感、神门、肝胆等穴 □ 艾灸:遵医嘱取中脘、神阙、气海、关元等穴 □ 拔罐:遵医嘱取脾俞、胃俞、肝俞、肾俞等 □ 中药外敷:选用消炎散、双柏散外敷,加黄酒调试后局部外敷,以消炎止痛 □ 穴位按摩:遵医嘱取中脘、胃俞、脾俞、足三里、阑尾等穴 □ 穴位注射:取双侧足三里穴		
年　月　日 时　分	临证施护	嗳气反酸	□ 穴位贴敷:遵医嘱取足三里、天突、中脘、内关等穴 □ 艾灸:遵医嘱取肝俞、胃俞、足三里、中脘、神阙等穴 □ 穴位注射:遵医嘱取足三里、内关等穴 □ 穴位按摩:遵医嘱取足三里、内关、丰隆、合谷、中脘等穴 □ 低频脉冲电针治疗:遵医嘱取中脘、天枢、梁门、足三里等穴		

具体时间	时段	护理项目	具体内容	责任护士	备注
年　月　日 时　分	临证施护	紧张焦虑	□ 耳穴贴压:取神门、交感、皮质下、心、肾等穴 □ 穴位按摩:取百汇、太阳、凤池、合谷、神门、涌泉等穴,缓解紧张,促进睡眠		
年　月　日 时　分		纳呆	□ 穴位按摩:遵医嘱取足三里、内关、丰隆、合谷、中脘等穴 □ 耳穴贴压:遵医嘱取脾、胃、肝、小肠、心、交感等穴		
年　月　日 时　分	手术期	术前护理	□ 遵医嘱完善各项术前检查,进行皮肤准备、肠道准备、禁食水时间,必要时进行备血、做药物过敏试验 □ 腹部手术前练习腹式呼吸和床上排大小便,指导患者有效咳嗽的方法 □ 做好情志护理,讲解手术的配合要点及成功的实例,消除患者紧张情绪 术日晨完成术前准备(如为急症手术,术前完成) □ 准确测量生命体征,并记录于体温单上 □ 遵医嘱放置胃、尿管,排空膀胱 □ 取下义齿、眼镜和贵重物品,交由家属保管 □ 再次核对患者信息,佩戴手术腕带 □ 遵医嘱给予术前用药,将病历、X线、CT、磁共振及术中用药等手术用物与手术室护士交接 □ 根据手术要求准备麻醉床、氧气、监护仪器等用物		

(待续)

具体时间	时段	护理项目	具体内容	责任护士	备注
年　月　日 时　分	手术期	术后护理	□ 严密观察患者各项生命体征、意识状态、伤口情况等，建立重症记录及各项术后评估 □ 根据麻醉方式、手术术式、术中情况等决定患者卧位，保持床单位干净整洁、保暖 □ 保持呼吸道通畅，及时清理呼吸道分泌物，遵医嘱给予氧气吸入、心电监护 □ 妥善固定各引流管并做好标记。确保各种管路通畅，防止扭曲、打折、脱落，注意观察各引流液的颜色、性质、量，准确记录，发现异常及时通知医生处理 □ 密切观察切口有无渗血、渗液、红肿等，观察敷料有无脱落、保持切口敷料的干燥清洁 □ 根据医嘱和病情合理安排输液顺序，进行肠内、肠外营养的补充，维持营养和水电解质、酸碱平衡 □ 手术患者做好口腔和皮肤护理 □ 术后疼痛患者进行疼痛评分，评估疼痛的性质、程度、持续时间，分析疼痛原因，遵医嘱用针刺、药物、中医护理技术方法止痛 □ 指导并鼓励患者早期床上活动，预防深静脉血栓形成，促进肠蠕动恢复 □ 根据手术及胃肠道恢复情况遵医嘱指导患者进食，先流质、半流质，逐步过渡到普食 □ 嘱患者养成良好的饮食习惯，清淡、多品种，粗细、荤素搭配，忌食生冷食品，保持大便通畅		

（待续）

具体时间	时段	护理项目	具体内容	责任护士	备注
年 月 日 时 分	出院期	出院护理	□ 根据出院医嘱,责任护士提前通知患者及家属做好出院准备,并告知流程及注意事项 □ 评估患者总体情况,针对性地给予出院指导,包括用药指导、饮食调护、康复训练、复诊时间等,必要时提供书面指导材料 □ 床单位终末处理 □ 整理出院病历及相关护理记录 □ 通过电话、微信等多种形式提供延伸护理服务		

急性肠梗阻(肠结)路径化中西医结合施护单

床号 _____ 姓名 _____ 性别 _____ 年龄 _____ 住院号 _____ 入院时间 _____
出院时间 _____ 入院节气 _____ 入院诊断 _____ 中医诊断 _____
证候分型:□ 痞结期 □ 瘀结期 □ 疽结期

具体时间	时段	护理项目	具体内容	责任护士	备注
年 月 日 时 分	入院期	一般护理常规	□ 办理入院手续,专人护送至病区 □ 准备床单位,必要时准备急救物品,确定责任护士 □ 建立病历,建立信息系统 □ 四诊方法评估患者,按需要进行下列评估 □ 自理能力评估 □ 跌倒坠床危险因素评估 □ 压疮评估 □ 疼痛评估 □ 非计划性拔管评估 □ 营养评估 □ 饮食、二便情况评估 □ 危重患者制订护理计划并建立重症记录		

(待续)

续表

具体时间	时段	护理项目	具体内容	责任护士	备注
年　月　日 时　分	临证施护	常规护理	□ 病室环境要安静、整齐、空气新鲜、温度、光线适宜 □ 测量生命体征,做好记录 □ 遵医嘱实施分级护理 □ 妥善安置体位,可选半卧位,密切观察病情变化 □ 遵医嘱正确给药、治疗、护理 □ 禁食、胃肠减压的患者,保持引流通畅,密切观察引流物的颜色、性质、量,并做好记录		
年　月　日 时　分		腹部疼痛	□ 穴位按摩:遵医嘱取中脘、气海、胃俞、合谷、足三里、大横、腹结等穴 □ 耳穴贴压:遵医嘱可取大肠、小肠、胃等穴 □ 穴位注射:遵医嘱可选双侧足三里、内关穴 □ 电针:取天枢、足三里两对穴位,腹部穴位为阴极,下肢穴位为阳极,留针 20~30 分钟,可重复进行 □ 中药外敷		

（待续）

具体时间	时段	护理项目	具体内容	责任护士	备注
年 月 日 时 分	临证 施护	腹部胀满	□ 穴位贴敷:遵医嘱取足三里、天突、中脘、内关等穴 □ 艾灸:遵医嘱艾灸,取肝俞、胃俞、足三里、中脘、神阙等穴 □ 穴位注射:遵医嘱选足三里、内关、合谷等穴 □ 穴位按摩:遵医嘱取足三里、内关、丰隆、合谷、中脘等穴 □ 中药外敷:遵医嘱用药,缓解腹痛、腹胀 □ 中药胃管注入与灌肠:遵医嘱采用通理攻下、理气开瘀、清热解毒中药,代表方剂为复方大成气冲剂。保留灌肠插入深度20~25cm,压力低于 30cmH$_2$O,边灌边退,提高灌肠效果 □ 肛管排气:遵医嘱肛管排气,缓解患者腹胀 □ 传统疗法:可选用植物油(豆油、花生油、香油),成人 200~300mL 胃管注入或分次口服		
年 月 日 时 分		恶心呕吐	□ 腹部按摩:取中脘、天枢、梁门、足三里穴或腹部顺时针按摩 □ 穴位注射:取双侧足三里穴 □ 艾灸:取中脘、天枢穴 □ 耳穴贴压:取胃、肠、肝、胆、肾、心、交感等穴		
年 月 日 时 分		停止排气 排便	□ 保留灌肠:遵医嘱给予 0.2% 肥皂水或中药大承气汤灌肠 □ 穴位按摩:取足三里、中脘、天枢、梁门穴 □ 穴位注射:遵医嘱取足三里、内关穴		

(待续)

续表

具体时间	时段	护理项目	具体内容	责任护士	备注
年　月　日 时　分	临证施护	纳呆	□ 穴位按摩:遵医嘱取足三里、内关、丰隆、合谷、中脘等穴 □ 耳穴贴压:遵医嘱可选择脾、胃、肝、小肠、心、交感等穴		
年　月　日 时　分	手术期	术前护理	□ 遵医嘱完善各项术前检查,进行皮肤准备、肠道准备、禁食水时间,必要时进行备血、做药物过敏试验 □ 腹部手术前练习腹式呼吸和床上排大小便,指导患者有效咳嗽的方法 □ 做好情志护理,讲解手术的配合要点及成功的实例,消除患者紧张情绪 术日晨完成术前准备(如为急症手术,术前完成) □ 准确测量生命体征,并记录于体温单上 □ 遵医嘱放置胃、尿管,排空膀胱 □ 取下义齿、眼镜和贵重物品,交由家属保管 □ 再次核对患者信息,佩戴手术腕带 □ 遵医嘱给予术前用药,将病历、X 线、CT、磁共振及术中用药等手术用物与手术室护士交接 □ 根据手术要求准备麻醉床、氧气、监护仪器等用物		

(待续)

具体时间	时段	护理项目	具体内容	责任护士	备注
年　月　日 时　分	手术期	术后护理	□ 严密观察患者各项生命体征、意识状态、伤口情况等,建立重症记录及各项术后评估 □ 根据麻醉方式、手术术式、术中情况等决定患者卧位,保持床单位干净整洁、保暖 □ 保持呼吸道通畅,及时清理呼吸道分泌物,遵医嘱给予氧气吸入、心电监护 □ 妥善固定各引流管并做好标记。确保各种管路通畅,防止扭曲、打折、脱落,注意观察各引流液的颜色、性质、量,准确记录,发现异常及时通知医生处理 □ 密切观察切口有无渗血、渗液、红肿等,观察敷料有无脱落、保持切口敷料的干燥清洁 □ 根据医嘱和病情合理安排输液顺序,进行肠内、肠外营养的补充,维持营养和水电解质、酸碱平衡 □ 手术患者做好口腔和皮肤护理 □ 术后疼痛患者进行疼痛评分,评估疼痛的性质、程度、持续时间,分析疼痛原因,遵医嘱用针刺、药物、中医护理技术方法止痛 □ 指导并鼓励患者早期床上活动,预防深静脉血栓形成,促进肠蠕动恢复 □ 根据手术及胃肠道恢复情况遵医嘱指导患者进食,先流质、半流质,逐步过渡到普食 □ 嘱患者养成良好的饮食习惯,清淡、多品种,粗细、荤素搭配,忌食生冷食品,保持大便通畅		

（待续）

具体时间	时段	护理项目	具体内容	责任护士	备注
年　月　日 时　分	出院期	出院护理	□ 根据出院医嘱,责任护士提前通知患者及家属做好出院准备,并告知流程及注意事项 □ 评估患者总体情况,针对性地给予出院指导,包括用药指导、饮食调护、康复训练、复诊时间等,必要时提供书面指导材料 □ 床单位终末处理 □ 整理出院病历及相关护理记录 □ 通过电话、微信等多种形式提供延伸护理服务		

消化性溃疡合并出血(血证)路径化中西医结合施护单

床号 _____ 姓名 _____ 性别 _____ 年龄 _____ 住院号 _____ 入院时间 _____
出院时间 _____ 入院节气 _____ 入院诊断 _____ 中医诊断 _____
证候分型:□ 血瘀热伤型　□ 气随血脱型　□ 气血双虚型

具体时间	时段	护理项目	具体内容	责任护士	备注
年　月　日 时　分	入院期	一般护理常规	□ 办理入院手续,专人护送至病区 □ 准备床单位,必要时准备急救物品,确定责任护士 □ 建立病历,建立信息系统 □ 四诊方法评估患者,按需要进行下列评估 □ 自理能力评估 □ 跌倒坠床危险因素评估 □ 压疮评估 □ 疼痛评估 □ 非计划性拔管评估 □ 营养评估 □ 饮食、二便情况评估 □ 危重患者制订护理计划并建立重症记录		

(待续)

具体时间	时段	护理项目	具体内容	责任护士	备注
年　月　日 时　分		常规护理	□ 病室环境安静、整齐、空气清新、温度、光线适宜 □ 测量生命体征,做好记录 □ 遵医嘱实施分级护理 □ 妥善安置体位,可选半卧位,密切观察病情变化 □ 遵医嘱正确给药、治疗、护理 □ 禁食、胃肠减压的患者,保持引流通畅,密切观察引流物的颜色、性质、量,并做好记录		
年　月　日 时　分	临证 施护	黑便与呕血	□ 出血期间,绝对卧床休息,避免不必要的搬动 □ 正在出血的患者不宜热敷、热熨、艾灸,以防血热妄行,使出血更甚 □ 密切观察病情变化,监测生命体征 □ 大出血时应将患者头偏向一侧,保持呼吸道通畅,防止窒息		
年　月　日 时　分		胃脘疼痛	□ 穴位按摩:遵医嘱取中脘、天枢、气海等穴 □ 耳穴贴压:遵医嘱可选择脾、胃、交感、神门、肝胆、内分泌等穴		
年　月　日 时　分		眩晕心悸	□ 耳穴贴压:取神门、交感、皮质下、心、肾等穴 □ 穴位按摩:取百会、太阳、风池、合谷、神门、涌泉等穴,缓解紧张,促进睡眠 □ 针刺疗法:取百会、内关穴		
年　月　日 时　分		倦怠乏力	□ 穴位按摩:遵医嘱取足三里、内关、丰隆、合谷、中脘等穴 □ 穴位贴敷:遵医嘱可选脾俞、肾俞、足三里等穴		

（待续）

续表

具体时间	时段	护理项目	具体内容	责任护士	备注
年　月　日 时　分	手术期	术前护理	□ 遵医嘱完善各项术前检查,进行皮肤准备、肠道准备、禁食水时间,必要时进行备血、做药物过敏试验 □ 腹部手术前练习腹式呼吸和床上排大小便,指导患者有效咳嗽的方法 □ 做好情志护理,讲解手术的配合要点及成功的实例,消除患者紧张情绪 术日晨完成术前准备(如为急症手术,术前完成) □ 准确测量生命体征,并记录于体温单上 □ 遵医嘱放置胃、尿管,排空膀胱 □ 取下义齿、眼镜和贵重物品,交由家属保管 □ 再次核对患者信息,佩戴手术腕带 □ 遵医嘱给予术前用药,将病历、X 线、CT、磁共振及术中用药等手术用物与手术室护士交接 □ 根据手术要求准备麻醉床、氧气、监护仪器等用物		

(待续)

续表

具体时间	时段	护理项目	具体内容	责任护士	备注
年　月　日 时　分	手术期	术后护理	□ 严密观察患者各项生命体征、意识状态、伤口情况等,建立重症记录及各项术后评估 □ 根据麻醉方式、手术术式、术中情况等决定患者卧位,保持床单位干净整洁、保暖 □ 保持呼吸道通畅,及时清理呼吸道分泌物,遵医嘱给予氧气吸入、心电监护 □ 妥善固定各引流管并做好标记。确保各种管路通畅,防止扭曲、打折、脱落,注意观察各引流液的颜色、性质、量,准确记录,发现异常及时通知医生处理 □ 密切观察切口有无渗血、渗液、红肿等,观察敷料有无脱落,保持切口敷料的干燥清洁 □ 根据医嘱和病情合理安排输液顺序,进行肠内、肠外营养的补充,维持营养和水电解质、酸碱平衡 □ 手术患者做好口腔和皮肤护理 □ 术后疼痛患者进行疼痛评分,评估疼痛的性质、程度、持续时间,分析疼痛原因,遵医嘱用针刺、药物、中医护理技术方法止痛 □ 指导并鼓励患者早期床上活动,预防深静脉血栓形成,促进肠蠕动恢复 □ 根据手术及胃肠道恢复情况遵医嘱指导患者进食,先流质、半流质,逐步过渡到普食 □ 嘱患者养成良好的饮食习惯,清淡、多品种,粗细、荤素搭配,忌食生冷食品,保持大便通畅		

（待续）

续表

具体时间	时段	护理项目	具体内容	责任护士	备注
年　月　日 时　分	出院期	出院护理	□ 根据出院医嘱,责任护士提前通知患者及家属做好出院准备,并告知流程及注意事项 □ 评估患者总体情况,针对性地给予出院指导,包括用药指导、饮食调护、康复训练、复诊时间等必要时提供书面指导材料 □ 床单位终末处理 □ 整理出院病历及相关护理记录 □ 通过电话、微信等多种形式提供延伸护理服务		

肝硬化腹水(鼓胀)路径化中西医结合施护单

床号 ＿＿＿＿　姓名 ＿＿＿＿　性别 ＿＿＿＿　年龄 ＿＿＿＿　住院号 ＿＿＿＿　入院时间 ＿＿＿＿
出院时间 ＿＿＿＿　入院节气 ＿＿＿＿　入院诊断 ＿＿＿＿　中医诊断 ＿＿＿＿
证候分型:□ 气滞湿阻型　□ 湿热蕴结型　□ 肝肾阴虚型　□ 脾肾阳虚型

具体时间	时段	护理项目	具体内容	责任护士	备注
年　月　日 时　分	入院期	一般护理常规	□ 办理入院手续,专人护送至病区 □ 准备床单位,必要时准备急救物品,确定责任护士 □ 建立病历,建立信息系统 □ 四诊方法评估患者,按需要进行下列评估 　□ 自理能力评估 　□ 跌倒坠床危险因素评估 　□ 压疮评估 　□ 疼痛评估 　□ 非计划性拔管评估 　□ 营养评估 　□ 饮食、二便情况评估 □ 危重患者制订护理计划并建立重症记录		

(待续)

具体时间	时段	护理项目	具体内容	责任护士	备注
年 月 日 时 分	临证施护	常规护理	□ 病室环境安静、整齐、空气清新、温度、光线适宜 □ 测量生命体征,做好记录 □ 遵医嘱实施分级护理 □ 妥善安置体位,可选半卧位,密切观察病情变化 □ 遵医嘱正确给药、治疗、护理 □ 禁食、胃肠减压的患者,保持引流通畅,密切观察引流物的颜色、性质、量,并做好记录		
年 月 日 时 分	临证施护	胃脘胀满	□ 穴位注射:遵医嘱可选择双侧足三里、合谷穴 □ 艾灸:遵医嘱可选择足三里、气海、关元、天枢等穴 □ 腹部按摩:顺时针按摩,每次15~20分钟,每日2~3次 □ 中药敷脐外治法:通过药物对局部刺激,疏通经脉,推动气血运行,调节脏腑功能,促进肠蠕动,促进排气、排便与利尿。可采用甘遂、芒硝,或加肉桂、车前草等		
年 月 日 时 分		纳呆	□ 穴位按摩:遵医嘱取足三里、内关、丰隆、合谷、中脘、阳陵泉等穴 □ 耳穴贴压:遵医嘱可选择脾、胃、肝、小肠、心、交感等穴		
年 月 日 时 分		倦怠乏力	□ 穴位按摩:遵医嘱取足三里、内关、丰隆、合谷、中脘等穴 □ 穴位贴敷:遵医嘱可选脾俞、肾俞、足三里等穴 □ 艾灸:取足三里、关元、气海等穴		

（待续）

具体时间	时段	护理项目	具体内容	责任护士	备注
年 月 日 时 分	临证施护	尿少肢肿	□ 隔姜灸:取足三里、天枢、中脘、神阙等穴 □ 腹部热敷:遵医嘱采用盐熨、药熨法,利水消肿 □ 中药足浴:艾叶煎水浴足,温阳通脉,促进血液循环		
年 月 日 时 分		生活起居护理	□ 病室要安静整洁、空气清新,温湿度适宜 □ 生活规律,劳逸结合,适当运动,保证睡眠 □ 注意观察大便的颜色、性质和量,保持大便的通畅,平时食蜂蜜或缓泻剂 □ 口腔护理:用清热代茶饮或金银花甘草溶液漱口 □ 对于水肿明显、长期卧床的患者,应经常帮助翻身变换体位,防止压疮		
年 月 日 时 分	恢复期	饮食指导	□ 气滞湿阻型:宜进食低盐或无盐的食物,并辅食鲫鱼、鲫鱼汤、赤豆汤、冬瓜汤等利湿的食物。水湿内停者宜进食高蛋白、低脂肪、易消化的食物 □ 湿热蕴结型:宜进食清淡凉性的食物,如空心菜、芹菜、慈姑、黄花菜、黄瓜、冬瓜、茭白等。可多吃如西瓜、鲜藕汁、雪梨等水果和赤小豆等助清热利水的食物 □ 肝肾阴虚型:宜进食新鲜水果,或用芦根 30g、陈葫芦瓢 30g 煎水代茶 □ 脾肾阳虚型:宜进食温热,无盐或低盐的食物,如黑鱼汤、鲫鱼汤、薏苡仁、赤豆、扁豆等,忌生冷瓜果		

(待续)

具体时间	时段	护理项目	具体内容	责任护士	备注
年 月 日 时 分	出院期	出院护理	□ 根据出院医嘱,责任护士提前通知患者及家属做好出院准备,并告知流程及注意事项 □ 评估患者总体情况,针对性地给予出院指导,包括用药指导、饮食调护、康复训练、复诊时间等,必要时提供书面指导材料 □ 床单位终末处理 □ 整理出院病历及相关护理记录 □ 通过电话、微信等多种形式提供延伸护理服务		

慢性非特异性溃疡性结肠炎(泄泻)路径化中西医结合施护单

床号 _____ 姓名 _____ 性别 _____ 年龄 _____ 住院号 _____ 入院时间 _____

出院时间 _____ 入院节气 _____ 入院诊断 _____ 中医诊断 _____

证候分型:□ 大肠湿热证　□ 脾虚湿蕴证　□ 寒热错杂证　□ 脾肾阳虚证　□ 阴血亏虚证
□ 肝郁脾虚证

具体时间	时段	护理项目	具体内容	责任护士	备注
年 月 日 时 分	入院期	一般护理常规	□ 办理入院手续,专人护送至病区 □ 准备床单位,必要时准备急救物品,确定责任护士 □ 建立病历,建立信息系统 □ 四诊方法评估患者,按需要进行下列评估 □ 自理能力评估 □ 跌倒坠床危险因素评估 □ 压疮评估 □ 疼痛评估 □ 非计划性拔管评估 □ 营养评估 □ 饮食、二便情况评估 □ 危重患者制订护理计划并建立重症记录		

(待续)

续表

具体时间	时段	护理项目	具体内容	责任护士	备注
年　月　日 时　分		常规护理	□ 病室环境安静、整齐、空气清新、温度、光线适宜 □ 测量生命体征,做好记录 □ 遵医嘱实施分级护理 □ 妥善安置体位,可选半卧位,密切观察病情变化 □ 遵医嘱正确给药、治疗、护理 □ 禁食、胃肠减压的患者,保持引流通畅,密切观察引流物的颜色、性质、量,并做好记录		
年　月　日 时　分	临证施护	腹痛	□ 中药灌肠:遵医嘱将中药复方煎剂于每晚睡前保留灌肠 □ 穴位贴敷:遵医嘱取中脘、足三里、天枢、上下巨虚等穴 □ 耳穴贴压:遵医嘱取十二指肠、脾、胃、交感、神门、内分泌等穴 □ 穴位拔罐:遵医嘱取脾俞、足三里、大肠俞、气海、关元、中脘等穴 □ 穴位按摩:遵医嘱取足三里、中脘、天枢、气海、关元等穴 □ 药熨:遵医嘱脾肾阳虚者可用中药热奄包热熨腹部或腰膝部 □ TDP 电磁波治疗:遵医嘱取中脘、天枢、大肠俞、脾俞、关元等穴		

（待续）

具体时间	时段	护理项目	具体内容	责任护士	备注
年　月　日 时　分	临证施护	腹泻	□ 穴位贴敷:遵医嘱取中脘、神阙等穴 □ 艾灸:遵医嘱取足三里、神阙、中脘、关元、脾俞、肾俞等穴 □ 耳穴贴压:遵医嘱取大肠、小肠、十二指肠、胃、脾、交感、神门穴 □ 中药泡洗:遵医嘱指导患者中药泡洗,取涌泉、照海、太溪、内廷、冲阳、三阴交等穴来达到疏通经气、调理气血、调节脏腑功能的作用 □ 针刺:遵医嘱取阳陵泉、中脘、足三里、期门、内关等穴		
年　月　日 时　分		倦怠乏力	□ 穴位按摩:遵医嘱取足三里、内关、丰隆、合谷、中脘等穴 □ 穴位贴敷:遵医嘱可选脾俞、肾俞、足三里等穴 □ 艾灸:取足三里、关元、气海等穴		
年　月　日 时　分		黏液脓血便	□ 中药灌肠:遵医嘱给予患者中药灌肠,灌肠后指导患者取适宜体位(根据病变部位),并抬高臀部10cm左右,嘱患者尽量保留药液,协助取舒适卧位 □ 药物离子导入:选肺俞、足三里、上下巨虚等穴 □ 药熨:遵医嘱给予患者药熨,温度控制在60℃~70℃,不宜过高,避免灼热		
年　月　日 时　分	恢复期	生活起居护理	□ 在急性发作期嘱患者卧床休息,以减少肠蠕动 □ 病情稳定时,要加强身体锻炼(如散步、做操、练气功、打太极拳等以调气血、疏通经络)提高肌体抗病能力,锻炼要以无疲劳感为度		

（待续）

具体时间	时段	护理项目	具体内容	责任护士	备注
年　月　日 时　分	恢复期	饮食指导	□ 向患者讲明饮食不洁会诱发和加重病情,因此要遵守进食原则,即清淡、少渣、易消化、富于营养、有足够热量、少食多餐,宜食味甘清爽、补脾易消化的食品 □ 忌食胀气、辛辣刺激及油炸食物,以及韭菜等难以消化吸收的食物,特别注意对某些食物过敏时,应避免食用,如乳类蛋白、牛奶等 □ 注意口腔卫生,避免口腔的细菌随食物进入胃肠,经常保持内裤清洁干燥 □ 便后温水坐浴或肛门热敷,必要时肛周涂凡士林或抗生素软膏。便器定期消毒		
年　月　日 时　分	出院期	出院护理	□ 根据出院医嘱,责任护士提前通知患者及家属做好出院准备,并告知流程及注意事项 □ 评估患者总体情况,针对性地给予出院指导,包括用药指导、饮食调护、康复训练、复诊时间等,必要时提供书面指导材料 □ 床单位终末处理 □ 整理出院病历及相关护理记录 □ 通过电话、微信等多种形式提供延伸护理服务		

腹股沟疝路径化中西医结合施护单

床号 _____ 姓名 _____ 性别 _____ 年龄 _____ 住院号 _____ 入院时间 _____
出院时间 _____ 入院节气 _____ 入院诊断 _____ 中医诊断 _____
证候分型:□ 寒湿内盛　□ 肝气郁滞　□ 气虚下陷

具体时间	时段	护理项目	具体内容	责任护士	备注
年　月　日 时　分	入院期	一般护理常规	□ 办理入院手续,专人护送至病区 □ 准备床单位,必要时准备急救物品,确定责任护士 □ 建立病历,建立信息系统 □ 四诊方法评估患者,按需要进行下列评估 　　□ 自理能力评估 　　□ 跌倒坠床危险因素评估 　　□ 压疮评估 　　□ 疼痛评估 　　□ 非计划性拔管评估 　　□ 营养评估 　　□ 饮食、二便情况评估 □ 危重患者制订护理计划并建立重症记录		
年　月　日 时　分	临证施护	常规护理	□ 病室环境安静、整齐、空气清新、温度、光线适宜 □ 测量生命体征,做好记录 □ 遵医嘱实施分级护理 □ 妥善安置体位,可选半卧位使炎症局限 □ 密切观察病情变化,做好记录 □ 遵医嘱正确给药、治疗、护理 □ 禁食、胃肠减压的患者,保持引流通畅,密切观察引流物的颜色、性质、量,并做好记录 □ 出血者建立多条静脉通道,快速补充血容量		

（待续）

具体时间	时段	护理项目	具体内容	责任护士	备注
年　月　日 　时　分	临证施护	睾丸坠胀	□ 耳穴贴压:遵医嘱取交感、神门等穴 □ 针刺或按摩:遵医嘱取大敦,补气海、三阴交、章门、阴陵泉等穴		
年　月　日 　时　分	临证施护	少腹疼痛	□ 耳穴贴压:遵医嘱取肝、交感、神门等穴 □ 穴位按摩:遵医嘱取大敦,补气海、三阴交、章门、阴陵泉等穴		
年　月　日 　时　分		纳呆	□ 穴位按摩:遵医嘱取脾俞、胃俞、中脘、阳陵泉等穴 □ 耳穴贴压:遵医嘱取脾、胃、小肠、大肠、神门等穴		
年　月　日 　时　分	手术期	术前护理	□ 遵医嘱完善各项术前检查,进行皮肤准备、肠道准备、禁食水时间,必要时进行备血、做药物过敏试验 □ 腹部手术前练习腹式呼吸和床上排大小便,指导患者有效咳嗽的方法 □ 做好情志护理,讲解手术的配合要点及成功的实例,消除患者紧张情绪 术日晨完成术前准备(如为急症手术,术前完成) □ 准确测量生命体征,并记录于体温单上 □ 遵医嘱放置胃、尿管,排空膀胱 □ 取下义齿、眼镜和贵重物品,交由家属保管 □ 再次核对患者信息,佩戴手术腕带 □ 遵医嘱给予术前用药,将病历、X线、CT、磁共振及术中用药等手术用物与手术室护士交接 □ 根据手术要求准备麻醉床、氧气、监护仪器等用物		

（待续）

具体时间	时段	护理项目	具体内容	责任护士	备注
年　月　日 时　分	手术期	术后护理	□ 严密观察患者各项生命体征、意识状态、伤口情况等，建立重症记录及各项术后评估 □ 根据麻醉方式、手术术式、术中情况等决定患者卧位，保持床单位干净整洁、保暖 □ 保持呼吸道通畅，及时清理呼吸道分泌物，遵医嘱给予氧气吸入、心电监护 □ 妥善固定各引流管并做好标记。确保各种管路通畅，防止扭曲、打折、脱落，注意观察各引流液的颜色、性质、量，准确记录，发现异常及时通知医生处理 □ 密切观察切口有无渗血、渗液、红肿等，观察敷料有无脱落，保持切口敷料的干燥清洁 □ 根据医嘱和病情合理安排输液顺序，进行肠内、肠外营养的补充，维持营养和水电解质、酸碱平衡 □ 手术患者做好口腔和皮肤护理 □ 术后疼痛患者进行疼痛评分，评估疼痛的性质、程度、持续时间，分析疼痛原因，遵医嘱用针刺、药物、中医护理技术方法止痛 □ 指导并鼓励患者早期床上活动，预防深静脉血栓形成，促进肠蠕动恢复 □ 根据手术及胃肠道恢复情况，遵医嘱指导患者进食，先流质、半流质，逐步过渡到普食 □ 嘱患者养成良好的饮食习惯，清淡、多品种，粗细、荤素搭配，忌食生冷食品，保持大便通畅		

（待续）

具体时间	时段	护理项目	具体内容	责任护士	备注
年　月　日 时　分	出院期	出院护理	□ 根据出院医嘱,责任护士提前通知患者及家属做好出院准备,并告知流程及注意事项 □ 评估患者总体情况,针对性地给予出院指导,包括用药指导、饮食调护、康复训练、复诊时间等,必要时提供书面指导材料 □ 床单位终末处理 □ 整理出院病历及相关护理记录 □ 通过电话、微信等多种形式提供延伸护理服务		

结直肠癌(肠癌)路径化中西医结合施护单

床号 _____ 姓名 _____ 性别 _____ 年龄 _____ 住院号 _____ 入院时间 _____
出院时间 _____ 入院节气 _____ 入院诊断 _____ 中医诊断 _____
证候分型:□ 脾肾阴虚证　□ 肝肾阴虚证　□ 气血两亏证　□ 痰湿内停证　□ 瘀毒内结证

具体时间	时段	护理项目	具体内容	责任护士	备注
年　月　日 时　分	入院期	一般护理常规	□ 办理入院手续,专人护送至病区 □ 准备床单位,必要时准备急救物品,确定责任护士 □ 建立病历,建立信息系统 □ 四诊方法评估患者,按需要进行下列评估 □ 自理能力评估 □ 跌倒坠床危险因素评估 □ 压疮评估 □ 疼痛评估 □ 非计划性拔管评估 □ 营养评估 □ 饮食、二便情况评估 □ 危重患者制订护理计划并建立重症记录		

(待续)

续表

具体时间	时段	护理项目	具体内容	责任护士	备注
年　月　日 时　　分		常规护理	□ 病室环境安静、整齐、空气清新、温度、光线适宜 □ 测量生命体征,做好记录 □ 遵医嘱实施分级护理 □ 妥善安置体位,可选半卧位,密切观察病情变化 □ 遵医嘱正确给药、治疗、护理 □ 禁食、胃肠减压的患者,保持引流通畅,密切观察引流物的颜色、性质、量,并做好记录		
年　月　日 时　　分	临证 施护	腹胀	□ 穴位按摩:遵医嘱取足三里、脾俞、大肠俞、肺俞等穴 □ 耳穴贴压:遵医嘱取大肠、脾、胃、交感、皮质下等穴 □ 遵医嘱肛管排气或中药保留灌肠(直肠癌患者慎用) □ 中药离子导入:遵医嘱取神阙、大肠俞、内关、脾俞、胃俞、肺俞等穴 □ 艾灸:遵医嘱取神阙、关元、足三里等穴		
年　月　日 时　　分		腹痛	□ 穴位注射:遵医嘱取双侧足三里穴 □ 耳穴贴压:遵医嘱取大肠、小肠、交感等穴 □ 中药外敷:遵医嘱中药外敷		
年　月　日 时　　分		腹泻	□ 艾灸:遵医嘱取关元、气海、足三里等穴 □ 穴位贴敷:遵医嘱取神阙、内关、足三里等穴 □ 穴位按摩:遵医嘱取中脘、天枢、气海、关元、脾俞、胃俞、足三里等穴		

(待续)

续表

具体时间	时段	护理项目	具体内容	责任护士	备注
年 月 日 时 分	临证施护	黏液血便	□ 穴位按摩:遵医嘱取中脘、百会、足三里、三阴交、脾俞、梁门等穴 □ 耳穴贴压:遵医嘱取肾上腺、皮质下、神门等穴 □ 遵医嘱中药保留灌肠		
年 月 日 时 分	手术期	术前护理	□ 遵医嘱完善各项术前检查,进行皮肤准备、肠道准备、禁食水时间,必要时进行备血、做药物过敏试验 □ 腹部手术前练习腹式呼吸和床上排大小便,指导患者有效咳嗽的方法 □ 做好情志护理,讲解手术的配合要点及成功的实例,消除患者紧张情绪 术日晨完成术前准备(如为急症手术,术前完成) □ 准确测量生命体征,并记录于体温单上 □ 遵医嘱放置胃、尿管,排空膀胱 □ 取下义齿、眼镜和贵重物品,交由家属保管 □ 再次核对患者信息,佩戴手术腕带 □ 遵医嘱给予术前用药,将病历、X线、CT、磁共振及术中用药等手术用物与手术室护士交接 □ 根据手术要求准备麻醉床、氧气、监护仪器等用物		

(待续)

具体时间	时段	护理项目	具体内容	责任护士	备注
年　月　日 时　分	手术期	术后护理	□ 严密观察患者各项生命体征、意识状态、伤口情况等,建立重症记录及各项术后评估 □ 根据麻醉方式、手术术式、术中情况等决定患者卧位,保持床单位干净整洁、保暖 □ 保持呼吸道通畅,及时清理呼吸道分泌物,遵医嘱给予氧气吸入、心电监护 □ 妥善固定各引流管并做好标记。确保各种管路通畅,防止扭曲、打折、脱落,注意观察各引流液的颜色、性质、量,准确记录,发现异常及时通知医生处理 □ 密切观察切口有无渗血、渗液、红肿等,观察敷料有无脱落,保持切口敷料的干燥清洁 □ 根据医嘱和病情合理安排输液顺序,进行肠内、肠外营养的补充,维持营养和水电解质、酸碱平衡 □ 手术患者做好口腔和皮肤护理 □ 术后疼痛患者进行疼痛评分,评估疼痛的性质、程度、持续时间,分析疼痛原因,遵医嘱用针刺、药物、中医护理技术方法止痛 □ 指导并鼓励患者早期床上活动,预防深静脉血栓形成,促进肠蠕动恢复 □ 根据手术及胃肠道恢复情况遵医嘱指导患者进食,先流质、半流质,逐步过渡到普食 □ 嘱患者养成良好的饮食习惯,清淡、多品种,粗细、荤素搭配,忌食生冷食品,保持大便通畅		

（待续）

续表

具体时间	时段	护理项目	具体内容	责任护士	备注
年　月　日 时　　分	出院 期	出院护理	□ 根据出院医嘱，责任护士提前通知患者及家属做好出院准备，并告知流程及注意事项 □ 评估患者总体情况，针对性地给予出院指导，包括用药指导、饮食调护、康复训练、复诊时间等，必要时提供书面指导材料 □ 床单位终末处理 □ 整理出院病历及相关护理记录 □ 通过电话、微信等多种形式提供延伸护理服务		

胃癌路径化中西医结合施护单

床号 _____ 姓名 _____ 性别 _____ 年龄 _____ 住院号 _____ 入院时间 _____
出院时间 _____ 入院节气 _____ 入院诊断 _____ 中医诊断 _____
证候分型：□脾气虚证　□胃阴虚证　□血虚证　□脾肾阳虚证　□热毒证　□痰湿证
□血瘀证　□肝胃不和证

具体时间	时段	护理项目	具体内容	责任护士	备注
年　月　日 时　　分	入院 期	一般护理 常规	□ 办理入院手续，专人护送至病区 □ 准备床单位，必要时准备急救物品，确定责任护士 □ 建立病历，建立信息系统 □ 四诊方法评估患者，按需要进行下列评估 　□ 自理能力评估 　□ 跌倒坠床危险因素评估 　□ 压疮评估 　□ 疼痛评估 　□ 非计划性拔管评估 　□ 营养评估 　□ 饮食、二便情况评估 □ 危重患者制订护理计划并建立重症记录		

（待续）

具体时间	时段	护理项目	具体内容	责任护士	备注
年　月　日　时　分	临证施护	常规护理	□ 病室环境安静、整齐、空气清新、温度、光线适宜 □ 测量生命体征,做好记录 □ 遵医嘱实施分级护理 □ 妥善安置体位,可选半卧位,密切观察病情变化 □ 遵医嘱正确给药、治疗、护理 □ 禁食、胃肠减压的患者,保持引流通畅,密切观察引流物的颜色、性质、量,并做好记录		
年　月　日　时　分		胃脘痛	□ 耳穴贴压:根据病情需要,可选脾、胃、交感、神门等穴 □ 穴位按摩:遵医嘱和病情需要,可选中脘、气海、关元、足三里等穴 □ 穴位贴敷:遵医嘱和病情需要,可选择肾俞、胃俞等穴		
年　月　日　时　分		吞酸嗳气	□ 穴位按摩:遵医嘱可选足三里、合谷、天突等穴 □ 耳穴贴压:遵医嘱可选脾、胃、交感、神门等穴 □ 艾灸:遵医嘱可选胃俞、足三里、中脘、神阙、关元等穴		
年　月　日　时　分		呕吐	□ 艾灸:遵医嘱取关元、气海、中脘、胃俞、足三里等穴		
年　月　日　时　分		腹胀	□ 遵医嘱给予肛管排气,观察排便、排气情况 □ 中药外敷:遵医嘱保留时间为6~8小时 □ 艾灸:遵医嘱可选神阙、中脘、下脘等穴		

（待续）

续表

具体时间	时段	护理项目	具体内容	责任护士	备注
年　月　日 时　分	临证施护	便溏	□ 穴位按摩:遵医嘱可选足三里、中脘、关元等穴 □ 耳穴贴压:遵医嘱可选大肠、小肠、胃、脾等穴 □ 艾灸:遵医嘱艾灸(回旋穴)治疗,以肚脐为中心,上下左右旁开1.5寸,时间为5~10分钟		
年　月　日 时　分	临证施护	便秘	□ 耳穴贴压:遵医嘱可选大肠、小肠、胃、脾、交感等穴 □ 穴位按摩:遵医嘱可选足三里、中脘、关元等穴 □ 中药肛滴:遵医嘱给予中药肛滴		
年　月　日 时　分		消瘦乏力	□ 穴位贴敷:遵医嘱可选脾俞、胃俞、神阙、中脘等穴 □ 穴位按摩:遵医嘱可选中脘、天枢、足三里等穴 □ 艾灸:遵医嘱可选神阙、气海、关元等穴		

(待续)

具体时间	时段	护理项目	具体内容	责任护士	备注
年　月　日 时　　分	手术期	术前护理	□ 遵医嘱完善各项术前检查,进行皮肤准备、肠道准备、禁食水时间,必要时进行备血、做药物过敏试验 □ 腹部手术前练习腹式呼吸和床上排大小便,指导患者有效咳嗽的方法 □ 做好情志护理,讲解手术的配合要点及成功的实例,消除患者紧张情绪 术日晨完成术前准备(如为急症手术,术前完成) □ 准确测量生命体征,并记录于体温单上 □ 遵医嘱放置胃、尿管,排空膀胱 □ 取下义齿、眼镜和贵重物品,交由家属保管 □ 再次核对患者信息,佩戴手术腕带 □ 遵医嘱给予术前用药,将病历、X线、CT、磁共振及术中用药等手术用物与手术室护士交接 □ 根据手术要求准备麻醉床、氧气、监护仪器等用物		

（待续）

具体时间	时段	护理项目	具体内容	责任护士	备注
年　月　日 时　分	手术期	术后护理	□ 严密观察患者各项生命体征、意识状态、伤口情况等,建立重症记录及各项术后评估 □ 根据麻醉方式、手术术式、术中情况等决定患者卧位,保持床单位干净整洁、保暖 □ 保持呼吸道通畅,及时清理呼吸道分泌物,遵医嘱给予氧气吸入、心电监护 □ 妥善固定各引流管并做好标记。确保各种管路通畅,防止扭曲、打折、脱落,注意观察各引流液的颜色、性质、量,准确记录,发现异常及时通知医生处理 □ 密切观察切口有无渗血、渗液、红肿等,观察敷料有无脱落,保持切口敷料的干燥清洁 □ 根据医嘱和病情合理安排输液顺序,进行肠内、肠外营养的补充,维持营养和水电解质、酸碱平衡 □ 手术患者做好口腔和皮肤护理 □ 术后疼痛患者进行疼痛评分,评估疼痛的性质、程度、持续时间,分析疼痛原因,遵医嘱用针刺、药物、中医护理技术方法止痛 □ 指导并鼓励患者早期床上活动,预防深静脉血栓形成,促进肠蠕动恢复 □ 根据手术及胃肠道恢复情况遵医嘱指导患者进食,先流质、半流质,逐步过渡到普食 □ 嘱患者养成良好的饮食习惯,清淡、多品种,粗细、荤素搭配,忌食生冷食品,保持大便通畅		

(待续)

具体时间	时段	护理项目	具体内容	责任护士	备注
年 月 日 时 分	出院期	出院护理	□ 根据出院医嘱,责任护士提前通知患者及家属做好出院准备,并告知流程及注意事项 □ 评估患者总体情况,针对性地给予出院指导,包括用药指导、饮食调护、康复训练、复诊时间等,必要时提供书面指导材料 □ 床单位终末处理 □ 整理出院病历及相关护理记录 □ 通过电话、微信等多种形式提供延伸护理服务		

第二节 肝胆疾病

胆囊炎(胆胀)路径化中西医结合施护单

床号 ＿＿＿＿ 姓名 ＿＿＿＿ 性别 ＿＿＿＿ 年龄 ＿＿＿＿ 住院号 ＿＿＿＿ 入院时间 ＿＿＿＿

出院时间 ＿＿＿＿ 入院节气 ＿＿＿＿ 入院诊断 ＿＿＿＿ 中医诊断 ＿＿＿＿

证候分型:□ 肝胆郁滞证 □ 肝胆湿热证 □ 气滞血瘀证 □ 肝郁脾虚证 □ 胆俯郁热证

具体时间	时段	护理项目	具体内容	责任护士	备注
年 月 日 时 分	入院期	一般护理常规	□ 办理入院手续,专人护送至病区 □ 准备床单位,必要时准备急救物品,确定责任护士 □ 建立病历,建立信息系统		

(待续)

具体时间	时段	护理项目	具体内容	责任护士	备注
年　月　日 时　分	入院期	一般护理常规	□ 四诊方法评估患者,按需要进行下列评估 　□ 自理能力评估 　□ 跌倒坠床危险因素评估 　□ 压疮评估 　□ 疼痛评估 　□ 非计划性拔管评估 　□ 营养评估 　□ 饮食、二便情况评估 □ 危重患者制订护理计划并建立重症记录		
年　月　日 时　分	临证施护	常规护理	□ 病室环境要安静、整齐、空气清新、温度、光线适宜 □ 测量生命体征,做好记录 □ 遵医嘱实施分级护理 □ 妥善安置体位,可选半卧位,密切观察病情变化 □ 遵医嘱正确给药、治疗、护理 □ 禁食、胃肠减压的患者,保持引流通畅,密切观察引流物的颜色、性质、量,并做好记录		
年　月　日 时　分		右胁疼痛	□ 耳穴贴压:遵医嘱可选择肝、胆、交感、神门等穴 □ 穴位贴敷:遵医嘱取胆囊、章门、期门等穴 □ 穴位按摩:遵医嘱取右侧肝俞、胆俞、太冲、侠溪等穴		

（待续）

具体时间	时段	护理项目	具体内容	责任护士	备注
年　月　日 时　分	临证施护	右胁胀满	□ 穴位按摩:遵医嘱可选胆囊、天枢等穴 □ 耳穴贴压:遵医嘱可选肝、胆、大肠、交感等穴 □ 穴位注射,遵医嘱取足三里、胆囊等穴		
年　月　日 时　分		嗳气、恶心呕吐	□ 艾灸:遵医嘱取脾俞、胃俞、中脘、胃俞、足三里等穴 □ 穴位注射:遵医嘱取双侧足三里、胆囊等穴 □ 穴位按摩:遵医嘱取合谷、中脘、胆囊等穴 □ 耳穴贴压:遵医嘱取胆囊、胃、内分泌、交感、神门等穴 □ 穴位贴敷:遵医嘱取肝俞、胆俞、中脘、足三里等穴		
年　月　日 时　分		发热	□ 穴位注射:遵医嘱取曲池等穴		
年　月　日 时　分		纳呆	□ 穴位按摩:遵医嘱取脾俞、胃俞、中脘、阳陵泉等穴 □ 耳穴贴压:遵医嘱取脾、胃、小肠、大肠、神门等穴 □ 穴位贴敷:遵医嘱取中脘、胃俞、足三里等穴		

（待续）

具体时间	时段	护理项目	具体内容	责任护士	备注
年　月　日 时　分	手术期	术前护理	□ 遵医嘱完善各项术前检查,进行皮肤准备、肠道准备、禁食水时间,必要时进行备血、做药物过敏试验 □ 腹部手术前练习腹式呼吸和床上排大小便,指导患者有效咳嗽的方法 □ 做好情志护理,讲解手术的配合要点及成功的实例,消除患者紧张情绪 术日晨完成术前准备(如为急症手术,术前完成) □ 准确测量生命体征,并记录于体温单上 □ 遵医嘱放置胃、尿管,排空膀胱 □ 取下义齿、眼镜和贵重物品,交由家属保管 □ 再次核对患者信息,佩戴手术腕带 □ 遵医嘱给予术前用药,将病历、X线、CT、磁共振及术中用药等手术用物与手术室护士交接 □ 根据手术要求准备麻醉床、氧气、监护仪器等用物		

（待续）

具体时间	时段	护理项目	具体内容	责任护士	备注
年 月 日 时 分	手术期	术后护理	□ 严密观察患者各项生命体征、意识状态、伤口情况等,建立重症记录及各项术后评估 □ 根据麻醉方式、手术术式、术中情况等决定患者卧位,保持床单位干净整洁、保暖 □ 保持呼吸道通畅,及时清理呼吸道分泌物,遵医嘱给予氧气吸入、心电监护 □ 妥善固定各引流管并做好标记。确保各种管路通畅,防止扭曲、打折、脱落,注意观察各引流液的颜色、性质、量,准确记录,发现异常及时通知医生处理 □ 密切观察切口有无渗血、渗液、红肿等,观察敷料有无脱落,保持切口敷料的干燥清洁 □ 根据医嘱和病情合理安排输液顺序,进行肠内、肠外营养的补充,维持营养和水电解质、酸碱平衡 □ 手术患者做好口腔和皮肤护理 □ 术后疼痛患者进行疼痛评分,评估疼痛的性质、程度、持续时间,分析疼痛原因,遵医嘱用针刺、药物、中医护理技术方法止痛 □ 指导并鼓励患者早期床上活动,预防深静脉血栓形成,促进肠蠕动恢复 □ 根据手术及胃肠道恢复情况遵医嘱指导患者进食,先流质、半流质,逐步过渡到普食 □ 嘱患者养成良好的饮食习惯,清淡、多品种,粗细、荤素搭配,忌食生冷食品,保持大便通畅		

(待续)

具体时间	时段	护理项目	具体内容	责任护士	备注
年 月 日 时 分	出院期	出院护理	□ 根据出院医嘱,责任护士提前通知患者及家属做好出院准备,并告知流程及注意事项 □ 评估患者总体情况,针对性地给予出院指导,包括用药指导、饮食调护、康复训练、复诊时间等,必要时提供书面指导材料 □ 床单位终末处理 □ 整理出院病历及相关护理记录 □ 通过电话、微信等多种形式提供延伸护理服务		

胆管炎伴胆总管结石(胁痛)路径化中西医结合施护单

床号 ＿＿＿＿ 姓名 ＿＿＿＿ 性别 ＿＿＿＿ 年龄 ＿＿＿＿ 住院号 ＿＿＿＿ 入院时间 ＿＿＿＿

出院时间 ＿＿＿＿ 入院节气 ＿＿＿＿ 入院诊断 ＿＿＿＿＿＿ 中医诊断 ＿＿＿＿＿＿

证候分型:□ 肝胆蕴热证 □ 肝胆湿热证

具体时间	时段	护理项目	具体内容	责任护士	备注
年 月 日 时 分	入院期	一般护理常规	□ 办理入院手续,专人护送至病区 □ 准备床单位,必要时准备急救物品,确定责任护士 □ 建立病历,建立信息系统 □ 四诊方法评估患者,按需要进行下列评估 　□ 自理能力评估 　□ 跌倒坠床危险因素评估 　□ 压疮评估 　□ 疼痛评估 　□ 非计划性拔管评估 　□ 营养评估 　□ 饮食、二便情况评估 □ 危重患者制订护理计划并建立重症记录		

（待续）

具体时间	时段	护理项目	具体内容	责任护士	备注
年　月　日 时　　分	临证施护	常规护理	□ 病室环境安静、整齐、空气清新、温度、光线适宜 □ 测量生命体征,做好记录 □ 遵医嘱实施分级护理 □ 妥善安置体位,可选半卧位,密切观察病情变化 □ 遵医嘱正确给药、治疗、护理 □ 禁食、胃肠减压的患者,保持引流通畅,密切观察引流物的颜色、性质、量,并做好记录		
年　月　日 时　　分		腹痛	□ 耳穴贴压:遵医嘱可选择肝、胆、交感、神门、腹痛点、脾俞等穴 □ 穴位贴敷:遵医嘱取胆囊穴、章门、期门等穴 □ 穴位按摩:遵医嘱取右侧肝俞、胆俞、太冲、侠溪、胆囊等穴		
年　月　日 时　　分		发热	□ 穴位按摩:遵医嘱可选大椎、曲池、合谷穴 □ 遵医嘱保留灌肠 □ 穴位注射:遵医嘱取曲池等穴		
年　月　日 时　　分		黄疸	□ 遵医嘱耳穴贴压:取肝、胆、脾、胃等穴 □ 遵医嘱中药保留灌肠		
年　月　日 时　　分		恶心呕吐	□ 穴位按摩:遵医嘱按摩内关、足三里、合谷、中脘等穴 □ 耳穴贴压:遵医嘱取大肠、胃、脾、皮质下、交感、便秘等穴 □ 可口含姜片或口中滴姜汁以缓解呕吐		

（待续）

具体时间	时段	护理项目	具体内容	责任护士	备注
年　月　日 时　分	临证施护	大便秘结	□ 穴位按摩:遵医嘱取神阙、中脘、天枢、梁门等穴 □ 耳穴贴压:遵医嘱取脾、胃、小肠、大肠、神门、皮质下等穴 □ 遵医嘱中药或肥皂水灌肠		
年　月　日 时　分	手术期	术前护理	□ 遵医嘱完善各项术前检查,进行皮肤准备、肠道准备、禁食水时间,必要时进行备血、做药物过敏试验 □ 腹部手术前练习腹式呼吸和床上排大小便,指导患者有效咳嗽的方法 □ 做好情志护理,讲解手术的配合要点及成功的实例,消除患者紧张情绪 术日晨完成术前准备(如为急症手术,术前完成) □ 准确测量生命体征,并记录于体温单上 □ 遵医嘱放置胃、尿管,排空膀胱 □ 取下义齿、眼镜和贵重物品,交由家属保管 □ 再次核对患者信息,佩戴手术腕带 □ 遵医嘱给予术前用药,将病历、X线、CT、磁共振及术中用药等手术用物与手术室护士交接 □ 根据手术要求准备麻醉床、氧气、监护仪器等用物		

(待续)

具体时间	时段	护理项目	具体内容	责任护士	备注
年　月　日 时　分	手术期	术后护理	□ 严密观察患者各项生命体征、意识状态、伤口情况等,建立重症记录及各项术后评估 □ 根据麻醉方式、手术术式、术中情况等决定患者卧位,保持床单位干净整洁、保暖 □ 保持呼吸道通畅,及时清理呼吸道分泌物,遵医嘱给予氧气吸入、心电监护 □ 妥善固定各引流管并做好标记。确保各种管路通畅,防止扭曲、打折、脱落,注意观察各引流液的颜色、性质、量,准确记录,发现异常及时通知医生处理 □ 密切观察切口有无渗血、渗液、红肿等,观察敷料有无脱落,保持切口敷料的干燥清洁 □ 根据医嘱和病情合理安排输液顺序,进行肠内、肠外营养的补充,维持营养和水电解质、酸碱平衡 □ 手术患者做好口腔和皮肤护理 □ 术后疼痛患者进行疼痛评分,评估疼痛的性质、程度、持续时间,分析疼痛原因,遵医嘱用针刺、药物、中医护理技术方法止痛 □ 指导并鼓励患者早期床上活动,预防深静脉血栓形成,促进肠蠕动恢复 □ 根据手术及胃肠道恢复情况,遵医嘱指导患者进食,先流质、半流质,逐步过渡到普食 □ 嘱患者养成良好的饮食习惯,清淡、多品种,粗细、荤素搭配,忌食生冷食品,保持大便通畅		

（待续）

具体时间	时段	护理项目	具体内容	责任护士	备注
年　月　日 时　分	出院期	出院护理	□ 根据出院医嘱,责任护士提前通知患者及家属做好出院准备,并告知流程及注意事项 □ 评估患者总体情况,针对性地给予出院指导,包括用药指导、饮食调护、康复训练、复诊时间等,必要时提供书面指导材料 □ 床单位终末处理 □ 整理出院病历及相关护理记录 □ 通过电话、微信等多种形式提供延伸护理服务		

急性梗阻性化脓性胆管炎(胁痛)路径化中西医结合施护单

床号 ＿＿＿＿ 姓名 ＿＿＿＿ 性别 ＿＿＿＿ 年龄 ＿＿＿＿ 住院号 ＿＿＿＿ 入院时间 ＿＿＿＿
出院时间 ＿＿＿＿ 入院节气 ＿＿＿＿ 入院诊断 ＿＿＿＿＿＿ 中医诊断 ＿＿＿＿＿＿
证候分型:□肝胆热郁证　□毒热内闭证

具体时间	时段	护理项目	具体内容	责任护士	备注
年　月　日 时　分	入院期	一般护理常规	□ 办理入院手续,专人护送至病区 □ 准备床单位,必要时准备急救物品,确定责任护士 □ 建立病历,建立信息系统 □ 四诊方法评估患者,按需要进行下列评估 □ 自理能力评估 □ 跌倒坠床危险因素评估 □ 压疮评估 □ 疼痛评估 □ 非计划性拔管评估 □ 营养评估 □ 饮食、二便情况评估 □ 危重患者制订护理计划并建立重症记录		

(待续)

具体时间	时段	护理项目	具体内容	责任护士	备注
年　月　日 　时　分	临证施护	常规护理	□ 病室环境安静、整齐、空气清新、温度、光线适宜 □ 测量生命体征,做好记录 □ 遵医嘱实施分级护理 □ 妥善安置体位,可选半卧位,密切观察病情变化 □ 遵医嘱正确给药、治疗、护理 □ 禁食、胃肠减压的患者,保持引流通畅,密切观察引流物的颜色、性质、量,并做好记录		
年　月　日 　时　分	临证施护	腹痛腹胀	□ 耳穴贴压:遵医嘱可选择肝、胆、交感、神门、腹痛点、脾俞等穴 □ 穴位贴敷:遵医嘱取足三里、梁门、中脘等穴 □ 穴位按摩:遵医嘱取右侧肝俞、胆俞、太冲、侠溪、胆囊等穴 □ 穴位注射:遵医嘱采用新斯的明注射双侧足三里穴 □ 电针:遵医嘱电针治疗,取足三里、内关等穴 □ 遵医嘱肥皂水或中药灌肠		
年　月　日 　时　分		寒战发热	□ 穴位按摩:遵医嘱可选大椎、曲池、合谷穴 □ 遵医嘱保留灌肠 □ 穴位注射:遵医嘱取曲池等穴		
年　月　日 　时　分		黄疸	□ 耳穴贴压:遵医嘱取肝、胆、脾、胃等穴 □ 遵医嘱中药保留灌肠		
年　月　日 　时　分		恶心呕吐	□ 穴位按摩:遵医嘱按摩内关、足三里、合谷、中脘等穴 □ 耳穴贴压:遵医嘱取大肠、胃、脾、皮质下、交感、便秘等穴 □ 可口含姜片或口中滴姜汁以缓解呕吐		

（待续）

具体时间	时段	护理项目	具体内容	责任护士	备注
年　月　日 时　分	临证施护	大便秘结	□ 穴位按摩:遵医嘱取神阙、中脘、天枢、梁门等穴 □ 耳穴贴压:遵医嘱取脾、胃、小肠、大肠、神门、皮质下等穴 □ 遵医嘱中药或肥皂水灌肠		
年　月　日 时　分		纳呆	□ 耳穴贴压:取脾、胃、肝、小肠、交感、心等穴 □ 口腔护理或中药漱口茶漱口,保持口腔清洁		
年　月　日 时　分		睡眠形态紊乱	□ 耳穴贴压:遵医嘱取交感、神门、皮质下穴 □ 五行音乐疗法		
年　月　日 时　分	手术期	术前护理	□ 遵医嘱完善各项术前检查,进行皮肤准备、肠道准备、禁食水时间,必要时进行备血、做药物过敏试验 □ 腹部手术前练习腹式呼吸和床上排大小便,指导患者有效咳嗽的方法 □ 做好情志护理,讲解手术的配合要点及成功的实例,消除患者紧张情绪 术日晨完成术前准备(如为急症手术,术前完成) □ 准确测量生命体征,并记录于体温单上 □ 遵医嘱放置胃、尿管,排空膀胱 □ 取下义齿、眼镜和贵重物品,交由家属保管 □ 再次核对患者信息,佩戴手术腕带 □ 遵医嘱给予术前用药,将病历、X线、CT、磁共振及术中用药等手术用物与手术室护士交接 □ 根据手术要求准备麻醉床、氧气、监护仪器等用物		

(待续)

具体时间	时段	护理项目	具体内容	责任护士	备注
年　月　日 时　分	手术期	术后护理	□ 严密观察患者各项生命体征、意识状态、伤口情况等,建立重症记录及各项术后评估 □ 根据麻醉方式、手术术式、术中情况等决定患者卧位,保持床单位干净整洁、保暖 □ 保持呼吸道通畅,及时清理呼吸道分泌物,遵医嘱给予氧气吸入、心电监护 □ 妥善固定各引流管并做好标记。确保各种管路通畅,防止扭曲、打折、脱落,注意观察各引流液的颜色、性质、量,准确记录,发现异常及时通知医生处理 □ 密切观察切口有无渗血、渗液、红肿等,观察敷料有无脱落、保持切口敷料的干燥清洁 □ 根据医嘱和病情合理安排输液顺序,进行肠内、肠外营养的补充,维持营养和水电解质、酸碱平衡 □ 手术患者做好口腔和皮肤护理 □ 术后疼痛患者进行疼痛评分,评估疼痛的性质、程度、持续时间,分析疼痛原因,遵医嘱用针刺、药物、中医护理技术方法止痛 □ 指导并鼓励患者早期床上活动,预防深静脉血栓形成,促进肠蠕动恢复 □ 根据手术及胃肠道恢复情况,遵医嘱指导患者进食,先流质、半流质,逐步过渡到普食 □ 嘱患者养成良好的饮食习惯,清淡、多品种,粗细、荤素搭配,忌食生冷食品,保持大便通畅		

（待续）

具体时间	时段	护理项目	具体内容	责任护士	备注
年　月　日 时　分	出院期	出院护理	□ 根据出院医嘱,责任护士提前通知患者及家属做好出院准备,并告知流程及注意事项 □ 评估患者总体情况,针对性地给予出院指导,包括用药指导、饮食调护、康复训练、复诊时间等,必要时提供书面指导材料 □ 床单位终末处理 □ 整理出院病历及相关护理记录 □ 通过电话、微信等多种形式提供延伸护理服务		

第三节　胰腺疾病

急性胰腺炎(脾心痛)路径化中西医结合施护单

床号 ＿＿＿＿ 姓名 ＿＿＿＿ 性别 ＿＿＿＿ 年龄 ＿＿＿＿ 住院号 ＿＿＿＿ 入院时间 ＿＿＿＿

出院时间 ＿＿＿＿ 入院节气 ＿＿＿＿ 入院诊断 ＿＿＿＿ 中医诊断 ＿＿＿＿

证候分型:□ 肝郁气滞型　□ 脾胃实热型　□ 脾胃湿热型　□ 蛔虫上扰型

具体时间	时段	护理项目	具体内容	责任护士	备注
年　月　日 时　分	入院期	一般护理常规	□ 办理入院手续,专人护送至病区 □ 准备床单位,必要时准备急救物品,确定责任护士 □ 建立病历,建立信息系统		

(待续)

具体时间	时段	护理项目	具体内容	责任护士	备注
年　月　日 时　　分	入院期	一般护理常规	□ 四诊方法评估患者,按需要进行下列评估 　□ 自理能力评估 　□ 跌倒坠床危险因素评估 　□ 压疮评估 　□ 疼痛评估 　□ 非计划性拔管评估 　□ 营养评估 　□ 饮食、二便情况评估 □ 危重患者制订护理计划并建立重症记录		
年　月　日 时　　分	临证施护	常规护理	□ 病室环境安静、整齐、空气清新、温度、光线适宜 □ 测量生命体征,做好记录 □ 遵医嘱实施分级护理 □ 妥善安置体位,可选半卧位,密切观察病情变化 □ 遵医嘱正确给药、治疗、护理 □ 禁食、胃肠减压的患者,保持引流通畅,密切观察引流物的颜色、性质、量,并做好记录		
年　月　日 时　　分		腹痛	□ 耳穴贴压:遵医嘱可选择肝、胆、胃、胰等穴 □ 穴位贴敷:遵医嘱取足三里、内关、中脘、胃俞、腹哀等穴 □ 穴位按摩:遵医嘱取足三里、内关、梁门、腹哀、阳陵泉等穴 □ 中药外敷:芒硝外敷		

（待续）

续表

具体时间	时段	护理项目	具体内容	责任护士	备注
年　月　日 时　分	临证施护	腹胀	□ 穴位按摩:遵医嘱取双侧足三里、支沟、上巨虚、阳陵泉穴 □ 耳穴贴压:遵医嘱取胰胆、交感、神门等穴 □ 穴位注射:遵医嘱取双侧足三里穴 □ 穴位贴敷:遵医嘱取神阙穴 □ 中药灌肠:遵医嘱给予肥皂水或中药灌肠		
年　月　日 时　分		恶心呕吐	□ 穴位按摩:遵医嘱取内关、合谷穴,呕吐重者加攒竹穴 □ 耳穴贴压:遵医嘱取交感、神门、脾、胃等穴		
年　月　日 时　分		寒战发热	□ 穴位按摩:遵医嘱可选大椎、曲池、合谷穴 □ 遵医嘱保留灌肠 □ 穴位注射:遵医嘱取曲池等穴 □ 刮痧:遵医嘱取大椎、膀胱经、肺俞等穴		
年　月　日 时　分		呼吸困难	□ 穴位贴敷:遵医嘱取大椎、定喘、肺俞、脾俞、天突等穴 □ 穴位按摩:遵医嘱取列缺、内关、气海、关元、足三里等穴		
年　月　日 时　分		休克	□ 艾灸:遵医嘱艾灸百会、膻中、神阙、气海穴 □ 耳穴贴压:遵医嘱取肾上腺、皮质下、心穴 □ 拔罐:遵医嘱取天突、膻中、神阙、足三里穴		
年　月　日 时　分		黄疸	□ 耳穴贴压:遵医嘱取肝、胆、脾、胃等穴 □ 遵医嘱中药保留灌肠		

（待续）

具体时间	时段	护理项目	具体内容	责任护士	备注
年　月　日 时　分	临证施护	尿少水肿	□ 穴位按摩:遵医嘱按摩内关、足三里、合谷、中脘等穴 □ 耳穴贴压:遵医嘱取肾俞、膀胱等穴 □ 艾灸:遵医嘱取膀胱俞、关元、中极穴		
年　月　日 时　分	手术期	术前护理	□ 遵医嘱完善各项术前检查,进行皮肤准备、肠道准备、禁食水时间,必要时进行备血、药物过敏试验 □ 腹部手术前练习腹式呼吸和床上排大小便,指导患者有效咳嗽的方法 □ 做好情志护理,讲解手术的配合要点及成功的实例,消除患者紧张情绪 术日晨完成术前准备(如为急症手术,术前完成) □ 准确测量生命体征,并记录于体温单上 □ 遵医嘱放置胃、尿管,排空膀胱 □ 取下义齿、眼镜和贵重物品,交由家属保管 □ 再次核对患者信息,佩戴手术腕带 □ 遵医嘱给予术前用药,将病历、X线、CT、磁共振及术中用药等手术用物与手术室护士交接 □ 根据手术要求准备麻醉床、氧气、监护仪器等用物		

（待续）

具体时间	时段	护理项目	具体内容	责任护士	备注
年　月　日 时　分	手术期	术后护理	□ 严密观察患者各项生命体征、意识状态、伤口情况等,建立重症记录及各项术后评估 □ 根据麻醉方式、手术术式、术中情况等决定患者卧位,保持床单位干净整洁、保暖 □ 保持呼吸道通畅,及时清理呼吸道分泌物,遵医嘱给予氧气吸入、心电监护 □ 妥善固定各引流管并做好标记。确保各种管路通畅,防止扭曲、打折、脱落,注意观察各引流液的颜色、性质、量,准确记录,发现异常及时通知医生处理 □ 密切观察切口有无渗血、渗液、红肿等,观察敷料有无脱落,保持切口敷料的干燥清洁 □ 根据医嘱和病情合理安排输液顺序,进行肠内、肠外营养的补充,维持营养和水电解质、酸碱平衡 □ 手术患者做好口腔和皮肤护理 □ 术后疼痛患者进行疼痛评分,评估疼痛的性质、程度、持续时间,分析疼痛原因,遵医嘱用针刺、药物、中医护理技术方法止痛 □ 指导并鼓励患者早期床上活动,预防深静脉血栓形成,促进肠蠕动恢复 □ 根据手术及胃肠道恢复情况遵,医嘱指导患者进食,先流质、半流质,逐步过渡到普食 □ 嘱患者养成良好的饮食习惯,清淡、多品种,粗细、荤素搭配,忌食生冷食品,保持大便通畅		

（待续）

具体时间	时段	护理项目	具体内容	责任护士	备注
年　月　日 时　分	出院期	出院护理	□ 根据出院医嘱,责任护士提前通知患者及家属做好出院准备,并告知流程及注意事项 □ 评估患者总体情况,针对性地给予出院指导,包括用药指导、饮食调护、康复训练、复诊时间等,必要时提供书面指导材料 □ 床单位终末处理 □ 整理出院病历及相关护理记录 □ 通过电话、微信等多种形式提供延伸护理服务		

重症急性胰腺炎(脾心痛)路径化中西医结合施护单

床号 _____ 姓名 _____ 性别 _____ 年龄 _____ 住院号 _____ 入院时间 _____

出院时间 _____ 入院节气 _____ 入院诊断 _____ 中医诊断 _____

证候分型:□ 结胸里实证　□ 热毒炽盛证　□ 气阴两虚证

具体时间	时段	护理项目	具体内容	责任护士	备注
年　月　日 时　分	入院期	一般护理常规	□ 办理入院手续,专人护送至病区 □ 准备床单位,必要时准备急救物品,确定责任护士 □ 建立病历,建立信息系统 □ 四诊方法评估患者,按需要进行下列评估 　□ 自理能力评估 　□ 跌倒坠床危险因素评估 　□ 压疮评估 　□ 疼痛评估 　□ 非计划性拔管评估 　□ 营养评估 　□ 饮食、二便情况评估 □ 危重患者制订护理计划并建立重症记录		

(待续)

具体时间	时段	护理项目	具体内容	责任护士	备注
年　月　日 时　分		常规护理	□ 病室环境安静、整齐、空气清新、温度、光线适宜 □ 测量生命体征,做好记录 □ 遵医嘱实施分级护理 □ 妥善安置体位,可选半卧位,密切观察病情变化 □ 遵医嘱正确给药、治疗、护理 □ 禁食、胃肠减压的患者,保持引流通畅,密切观察引流物的颜色、性质、量,并做好记录		
年　月　日 时　分	临证施护	腹痛	□ 耳穴贴压:遵医嘱可选择肝、胆、胃、胰等穴 □ 穴位贴敷:遵医嘱取足三里、内关、中脘、胃俞、腹哀等穴 □ 穴位按摩:遵医嘱取足三里、内关、梁门、腹哀、阳陵泉等穴 □ 中药外敷:芒硝外敷		
年　月　日 时　分		腹胀	□ 穴位按摩:遵医嘱取双侧足三里、支沟、上巨虚、阳陵泉穴,以上午 7~9 时效果最佳 □ 耳穴贴压:遵医嘱取胰胆、交感、神门等穴 □ 穴位注射:遵医嘱取双侧足三里穴 □ 穴位贴敷:遵医嘱取神阙、中脘、胃俞、足三里等穴 □ 中药胃注 + 中药灌肠:遵医嘱给予中药首煎 200mL 口服或胃管注入,后胃管夹闭 2 小时,二煎中药 400mL 保留灌肠,3~4 次 / 日,可使用电脑遥控灌肠整复仪 □ 应用激光治疗仪缓解腹胀,取胃俞、中脘穴		

（待续）

具体时间	时段	护理项目	具体内容	责任护士	备注
年　月　日 　时　分	临证 施护	恶心呕吐	□ 穴位按摩:遵医嘱取内关、合谷,呕吐重者加攒竹穴 □ 耳穴贴压:遵医嘱取交感、神门、脾、胃等穴 □ 胃管注入中药温度为 37℃~38℃,应少量频次		
年　月　日 　时　分		寒战发热	□ 穴位按摩:遵医嘱可选大椎、曲池、合谷穴 □ 遵医嘱保留灌肠 □ 穴位注射:遵医嘱取曲池等穴 □ 刮痧:遵医嘱取大椎、膀胱经、肺俞等穴		
年　月　日 　时　分	手术 期	术前护理	□ 遵医嘱完善各项术前检查,进行皮肤准备、肠道准备、禁食水时间,必要时进行备血、做药物过敏试验 □ 腹部手术前练习腹式呼吸和床上排大小便,指导患者有效咳嗽的方法 □ 做好情志护理,讲解手术的配合要点及成功的实例,消除患者紧张情绪 术日晨完成术前准备(如为急症手术,术前完成) □ 准确测量生命体征,并记录于体温单上 □ 遵医嘱放置胃、尿管,排空膀胱 □ 取下义齿、眼镜和贵重物品,交由家属保管 □ 再次核对患者信息,佩戴手术腕带 □ 遵医嘱给予术前用药,将病历、X 线、CT、磁共振及术中用药等手术用物与手术室护士交接 □ 根据手术要求准备麻醉床、氧气、监护仪器等用物		

(待续)

续表

具体时间	时段	护理项目	具体内容	责任护士	备注
年 月 日 时 分	手术期	术后护理	□ 严密观察患者各项生命体征、意识状态、伤口情况等,建立重症记录及各项术后评估 □ 根据麻醉方式、手术术式、术中情况等决定患者卧位,保持床单位干净整洁、保暖 □ 保持呼吸道通畅,及时清理呼吸道分泌物,遵医嘱给予氧气吸入、心电监护 □ 妥善固定各引流管并做好标记。确保各种管路通畅,防止扭曲、打折、脱落,注意观察各引流液的颜色、性质、量,准确记录,发现异常及时通知医生处理 □ 密切观察切口有无渗血、渗液、红肿等,观察敷料有无脱落,保持切口敷料的干燥清洁 □ 根据医嘱和病情合理安排输液顺序,进行肠内、肠外营养的补充,维持营养和水电解质、酸碱平衡 □ 手术患者做好口腔和皮肤护理 □ 术后疼痛患者进行疼痛评分,评估疼痛的性质、程度、持续时间,分析疼痛原因,遵医嘱用针刺、药物、中医护理技术方法止痛 □ 指导并鼓励患者早期床上活动,预防深静脉血栓形成,促进肠蠕动恢复 □ 根据手术及胃肠道恢复情况遵医嘱指导患者进食,先流质、半流质,逐步过渡到普食 □ 嘱患者养成良好的饮食习惯,清淡、多品种,粗细、荤素搭配,忌食生冷食品,保持大便通畅		

(待续)

具体时间	时段	护理项目	具体内容	责任护士	备注
年　月　日 时　分	出院期	出院护理	□ 根据出院医嘱,责任护士提前通知患者及家属做好出院准备,并告知流程及注意事项 □ 评估患者总体情况,针对性地给予出院指导,包括用药指导、饮食调护、康复训练、复诊时间等,必要时提供书面指导材料 □ 床单位终末处理 □ 整理出院病历及相关护理记录 □ 通过电话、微信等多种形式提供延伸护理服务		

第六章　中医护理技术护理处方

耳穴贴压

应用范围	选取穴位	中医护理方案
胃脘疼痛	取脾、胃、交感、神门、肝胆等穴	胃疡（消化性溃疡）
	取脾、胃、交感、神门、内分泌等穴	呕吐（急性胃炎）
	取脾、胃、交感、神门、肝胆、内分泌穴	胃脘痛（慢性胃炎）
纳呆	取脾、胃、肝、小肠、心、交感等穴	胃疡（消化性溃疡）
	取脾、胃、小肠、大肠、神门等穴	胆胀（胆囊炎）
	取脾、胃、交感穴	肺癌
	取脾、胃、肝、小肠、心、交感穴	胃脘痛（慢性胃炎）
耳聋	取肾、内耳、皮质下、肾上腺等穴。肝火上炎者加肝穴；风邪外犯者加肺穴	暴聋（突发性耳聋）
耳鸣	取内耳、神门、肾、心等穴	暴聋（突发性耳聋）
头晕目眩	取神门、肝、心、皮质下等穴。肝火上炎伴血压升高者可加降压沟、肝阳等穴	暴聋（突发性耳聋）
腹痛	取大肠、脾、胃、神门、交感、腹、内分泌等穴	大肠息肉（结肠息肉）
	取胃、腹、肾上腺等穴	紫癜风（过敏性紫癜）
	取大肠、小肠、交感等穴	结直肠癌
泄泻	取小肠、大肠、胃、脾等穴	大肠息肉（结肠息肉）
头晕、血压增高	取神门、肝、降压沟、心、交感等穴	肾风（局灶节段性肾小球硬化）

（待续）

142

应用范围	选取穴位	中医护理方案
腰膝酸软	取肾、腰骶等穴	肾风(局灶节段性肾小球硬化)
	取皮质下、内分泌、脾、胰等穴	消渴病痹症(糖尿病周围神经病变)
	取肾、神门等穴	慢性肾衰(慢性肾衰竭)
	取皮质下、内分泌、糖尿病点、肾、胰穴	消渴病(2型糖尿病)
颜面麻木	取面颊、肝、口、眼、皮质下等穴	面瘫病(面神经炎)
心烦易怒	取心俞、肝俞、神门、脑、皮质下等穴	乳腺癌
恶心呕吐	取脾、胃、交感、膈等穴	乳腺癌
	取脾、胃、神门等穴	肝胆管结石急性发作期
		肺癌
	取胆囊、胃、内分泌、交感、神门等穴	胆胀(胆囊炎)
视物模糊	取肝、肾、眼、神门等穴	青盲(视神经萎缩)
	取肝、眼、肾、神门、交感等穴	消渴目病(糖尿病视网膜病变)
心烦郁闷	取心、肾、神门、交感等穴	青盲(视神经萎缩)
目睛干涩	取肝、眼、肾、神门、皮质下等穴	消渴目病(糖尿病视网膜病变)
头晕耳鸣	取心、肝、肾、神门、交感等穴	消渴目病(糖尿病视网膜病变)
肢体麻木、挛急、疼痛	取内分泌、脾、腰、足等穴	消渴病痹症(糖尿病周围神经病变)
胃脘痛	取脾、胃、交感、神门等穴	胃癌
吞酸、嗳气	取脾、胃、交感、神门等穴	胃癌
便溏	取大肠、小肠、胃、脾等穴	胃癌
	取大肠、小肠、胃、脾、交感、神门穴	肺癌
胃灼热、反酸、嘈杂	取脾、胃、神门等穴	吐酸病(胃食管反流病)
嗳气、胃脘胀满	取脾、胃、神门、肝胆等穴	吐酸病(胃食管反流病)
便干	取大肠、直肠、肺、便秘点等穴	白疕(寻常性银屑病)
皮肤紫癜	取风溪、肺、肾上腺、内分泌等穴	紫癜风(过敏性紫癜)
关节肿痛	取肘、膝、肾上腺等穴	紫癜风(过敏性紫癜)

(待续)

续表

应用范围	选取穴位	中医护理方案
咽痛	取咽喉、扁桃体、肺、肾上腺等穴	紫癜风（过敏性紫癜）
发热	取咽耳尖、肺、神门、咽喉、扁桃体等穴	紫癜风（过敏性紫癜）
	取胸、耳尖、神门、内分泌等穴	乳痈（急性乳腺炎）
呕吐	取脾、胃、交感、神门、贲门等穴	呕吐（急性胃炎）
出血	取内鼻、肺、肾上腺、额等穴	急性非淋巴（髓）细胞白血病
骨痛	取脑、额、枕、神门、肝等穴	急性非淋巴（髓）细胞白血病
疲乏无力	取心、神门、交感、皮质下、内分泌等穴	急性非淋巴（髓）细胞白血病
右胁疼痛	取肝、胆、交感、神门等穴	胆胀（胆囊炎）
右胁胀满不适	肝、胆、大肠、交感等穴	胆胀（胆囊炎）
喘息气短	取交感、心、胸、肺、皮质下等穴	肺胀（慢性阻塞性肺疾病稳定期）
自汗盗汗	取交感、肺、内分泌、肾上腺等穴	肺胀（慢性阻塞性肺疾病稳定期）
腹胀纳呆	取脾、胃、三焦、胰、交感、神门等穴	肺胀（慢性阻塞性肺疾病稳定期）
心悸	取心、肺、肾、神门、皮质下等穴；伴失眠者可配交感、内分泌等穴	促脉证（阵发性心房颤动）
胸闷胸痛	取心俞、膈俞、脾俞、肾俞、内关、膻中等穴	促脉证（阵发性心房颤动）
气短乏力	取内关、神门、关元、气海等穴	促脉证（阵发性心房颤动）
夜寐不安	取心、脾、神门、三焦、皮质下、肝等穴	促脉证（阵发性心房颤动）
	取心、肾、交感、神门等穴	暴聋（突发性耳聋）
疼痛	取肛门、直肠、神门等穴	混合痔
	取胸、肝、神门、心、交感、阿是穴等穴	乳痈（急性乳腺炎）
	取肺、肝、内分泌、皮质下、肾上腺等穴	蛇串疮（带状疱疹）
	取腹痛点、脾俞等穴	肝胆管结石急性发作期
	取乳腺、腋下、肝、交感、内分泌等穴	乳腺癌
	取神门、脑、交感、枕、肾上腺、皮质下等穴	丹毒
	取交感、神门、大肠、直肠下段、肛门等穴	痔病（外痔）
	取神门、交感、皮质下、肝、肾等穴	胫腓骨骨折

（待续）

应用范围	选取穴位	中医护理方案
头痛	取神门、皮质下、肺等穴	外感发热（上呼吸道感染）
	取内分泌、神门、皮质下、交感、降压沟等穴	眩晕病（原发性高血压）
咳嗽咳痰	取肺、气管、神门、下屏尖等穴	外感发热（上呼吸道感染）
	取肺、气管、神门、皮质下、大肠等穴	哮病（支气管哮喘）
	取肺、气管、神门、皮质下穴	肺癌
鼻塞流涕	取肺、内鼻、外鼻、气管等穴	外感发热（上呼吸道感染）
喘息哮鸣	取平喘、肺、肾上腺、交感等穴	哮病（支气管哮喘）
胸闷	取心、胸、神门、小肠、皮质下等穴	哮病（支气管哮喘）
水肿	取脾、肾、内分泌等穴；耳部水肿患者禁用	消渴病肾病（糖尿病肾病）
头胀肢乏	取心、脑干、神门等穴	消渴病肾病（糖尿病肾病）
肿胀	取胸、肾上腺、内分泌、肝、神门、阿是穴等穴	乳痈（急性乳腺炎）
月经异常	痛经者取神门、交感、内分泌、子宫等穴	带下证（盆腔炎性疾病）
黄疸	取肝、胆、脾、胃等穴	肝胆管结石急性发作期
便秘	取大肠、便秘点、脾、直肠、三焦、皮质下等穴	肛痈（肛门直肠周围脓肿）
	取肺、大肠、小肠、直肠下段、三焦、内分泌等穴	痔病（外痔）
	取大肠、胃、脾、交感、皮质下、便秘点等穴	肺癌
		肝胆管结石急性发作期
	取直肠、大肠、脾、胃、皮质下等穴	混合痔
	取便秘点、大肠、内分泌等穴	结直肠癌
	主穴：取大肠、直肠、三焦、脾、皮质下穴。配穴：取小肠、肺穴	中风（脑梗死恢复期）
	取大肠、直肠、脾、皮质下、便秘点等穴	大肠息肉（结肠息肉）
排尿困难	取脑、肾、膀胱、交感、神门、皮质下等穴	肛痈（肛门直肠周围脓肿）
腹胀	取大肠、脾、胃、交感、皮质下等穴	结直肠癌

（待续）

应用范围	选取穴位	中医护理方案
黏液血便	取肾上腺、皮质下、神门等穴	结直肠癌
膝关节疼痛	取神门、交感、皮质下、膝等穴	膝痹病（膝关节骨性关节炎）
肛周疼痛	取肛门、直肠、交感、神门、皮质下、三焦等穴	肛漏病（肛瘘）
肛门肿痛	取肛门、神门、皮质下、直肠等穴	肛痈（肛门直肠周围脓肿）
肢体麻木、疼痛、肢冷	取皮质下、内分泌、糖尿病点、脾、足穴	消渴病（2型糖尿病）
口干多饮	取皮质下、内分泌、糖尿病点、脾、胰、三焦穴	消渴病（2型糖尿病）
腰痛腰酸	取肾、腰骶穴	肾风（IgA肾病）
头晕、血压增高	取神门、肝、降压沟、心、交感穴	肾风（IgA肾病）
胸痛	取神门、皮质下、交感、肺穴	肺癌
气促胸闷	取肺、气管、神门、皮质下、脾、肾穴	肺癌
咳嗽咳痰	取肺、气管、神门、皮质下穴	喘病（慢性阻塞性肺疾病急性发作期）
喘息气短	取交感、心、胸、肺、皮质下穴	喘病（慢性阻塞性肺疾病急性发作期）
腹胀纳呆	取脾、胃、三焦、胰、胆穴	喘病（慢性阻塞性肺疾病急性发作期）
二便失禁	主穴：取大肠、小肠、胃、脾穴；配穴：取交感、神门穴	中风（脑梗死恢复期）
胸闷胸痛	取心、神门、交感、内分泌、肾穴	胸痹心痛病
心悸气短	取心、肺、肾、神门、皮质下等穴；伴失眠者配伍交感、内分泌穴	胸痹心痛病
	取心、交感、神门、枕穴	眩晕病（原发性高血压）
腰腿疼痛	取神门、交感、皮质下、肝、肾穴	腰椎间盘突出症
眩晕	取神门、肝、脾、肾、降压沟、心、交感穴	眩晕病（原发性高血压）
		中风（脑梗死急性期）
多食易饥	取皮质下、内分泌、糖尿病点、脾、胰、饥点穴	消渴病（2型糖尿病）

穴位按摩

应用范围	选取穴位	中医护理方案
嗳气、反酸	取足三里、合谷、天突、中脘、内关等穴	胃疡(消化性溃疡)
纳呆	取足三里、内关、丰隆、合谷、中脘等穴	胃疡(消化性溃疡)
	取足三里、脾俞、中脘等穴	积聚(肝硬化)
	取脾俞、胃俞、中脘、阳陵泉等穴	胆胀(胆囊炎)
	取足三里、阳陵泉、内关、脾俞、胃俞穴	肺癌
	取足三里、内关、丰隆、合谷、中脘、阳陵泉穴	胃脘痛(慢性胃炎)
耳聋	取听会、听宫、合谷、耳门、翳风等穴	暴聋(突发性耳聋)
胃脘疼痛	取中脘、气海、胃俞、合谷、足三里等穴	胃疡(消化性溃疡)
	取中脘、胃俞、脾俞、足三里、内关、梁丘等穴	呕吐(急性胃炎)
	取中脘、天枢、气海穴	胃脘痛(慢性胃炎)
耳内胀闷	取听会、听宫、耳门、翳风等穴	暴聋(突发性耳聋)
头晕目眩	取印堂、太阳、风池、百会等穴	暴聋(突发性耳聋)
夜寐不安	取神门、三阴交、肾俞、涌泉等穴;伴心悸者加取内关、心俞等穴	暴聋(突发性耳聋)
	睡前按摩神门、三阴交、中脘等穴	促脉证(阵发性心房颤动)
右胁疼痛	取右侧肝俞、右侧胆俞、太冲、侠溪等穴	胆胀(胆囊炎)
右胁胀满不适	取胆囊、天枢等穴	胆胀(胆囊炎)
嗳气、恶心呕吐	取合谷、中脘、胆囊等穴	胆胀(胆囊炎)
心悸	取神门、心俞、肾俞、三阴交、内关等穴;伴汗出者可加合谷穴	促脉证(阵发性心房颤动)
胸闷胸痛	取内关、神门、心俞、膻中等穴	促脉证(阵发性心房颤动)

(待续)

应用范围	选取穴位	中医护理方案
疼痛	取足三里、承山等穴	混合痔
	取合谷、阳陵泉、太冲等穴；后遗神经痛期取阿是穴	蛇串疮（带状疱疹）
	取关元、气海、足三里、三阴交等穴	带下证（盆腔炎性疾病）
	取合谷、内关、足三里等穴	丹毒
	取右侧肝俞、胆俞,强刺激胆囊穴、侠溪、太冲等穴	肝胆管结石急性发作期
喘息气短	取列缺、内关、气海、关元、足三里等穴	肺胀（慢性阻塞性肺疾病稳定期）
腹胀纳呆	取中脘、足三里等穴	肺胀（慢性阻塞性肺疾病稳定期）
晨僵	取双膝眼、曲池、肩髃、阿是穴等穴	尪痹（类风湿性关节炎）
头痛	取太阳、印堂、百会、合谷、风池等穴	外感发热（上呼吸道感染）
鼻塞流涕	鼻塞时按摩迎香、鼻通等穴	外感发热（上呼吸道感染）
喘息哮鸣	取中府、云门、孔最、膻中等穴	哮病（支气管哮喘）
咳嗽咳痰	取肺俞、膻中、中府、云门、孔最等穴	哮病（支气管哮喘）
胸闷	取膻中等穴	哮病（支气管哮喘）
恶心呕吐	取足三里、内关、合谷等穴	消渴病肾病（糖尿病肾病）
	取中脘、合谷、内关、足三里等穴	肝胆管结石急性发作期
	取足三里、合谷、内关及两侧脊穴等穴	乳腺癌
	取合谷、内关等穴	慢性肾衰（慢性肾衰竭）
头胀肢乏	取三阴交、足三里、风池、百会、太阳等穴	消渴病肾病（糖尿病肾病）
发热	取合谷、曲池等穴。按摩时选择薄荷油、生姜水等介质	乳痈（急性乳腺炎）
	取大椎、合谷、曲池等穴	丹毒
		肝胆管结石急性发作期
	取大椎、曲池、合谷、外关等穴	肛痈（肛门直肠周围脓肿）
骨痛	取太阳、印堂、头维、上星、百会、风池、风府、列缺、合谷、阿是穴等穴	急性非淋巴（髓）细胞白血病

（待续）

应用范围	选取穴位	中医护理方案
呕吐	取内关、膈俞、胃俞、脾俞等穴	呕吐（急性胃炎）
四肢麻木	取足三里、手三里、太冲、阳陵泉、曲池、内关等穴	乳腺癌
眼干涩	取上睛明、承泣、四白、养老等穴，睑板腺按摩	青盲（视神经萎缩）
目睛干涩	取太阳、上睛明、四白、丝竹空等穴	消渴目病（糖尿病视网膜病变）
吞酸嗳气	取足三里、合谷、天突等穴	胃癌
便秘	取足三里、中脘等穴	胃癌
	取天枢、胃俞、足三里、中脘、支沟等穴	混合痔
	取胃俞、脾俞、内关、足三里、天枢、关元等穴	肝胆管结石急性发作期
	取天枢、上巨虚、大肠俞等穴	大肠息肉（结肠息肉）
	取天枢、大横、腹衰、足三里等穴；气虚者加取关元、气海等穴	结直肠癌
	取天枢、曲池、合谷等穴	痔病（外痔）
	取天枢、关元、气海、大横、足三里等穴	肛痈（肛门直肠周围脓肿）
	取胃俞、脾俞、内关、足三里、中脘、关元穴	中风（脑梗死恢复期）
	取胃俞、脾俞、内关、足三里、中脘、关元穴	中风（脑梗死急性期）
	虚寒性便秘：取天枢、上巨虚等穴；实热性便秘：取足三里、支沟、上髎、次髎穴	胸痹心痛病
	取天枢、脾俞、肓俞、大肠俞穴	肺癌
便溏	取足三里、中脘、关元等穴	胃癌
	取足三里、天枢、中脘、关元穴	肺癌
胃灼热、反酸嘈杂	取内关、胃俞、合谷、膈俞等穴	吐酸病（胃食管反流病）
胸骨后灼痛	取膻中、中脘、胃俞等穴	吐酸病（胃食管反流病）
嗳气、胃脘胀满	取中脘、天枢、气海、内关、合谷、足三里等穴	吐酸病（胃食管反流病）
便干	取胃俞、脾俞、关元、中脘、支沟、天枢等穴	白疕（寻常性银屑病）
腹痛	取三阴交、内关、足三里等穴	紫癜风（过敏性紫癜）
	取足三里、大肠俞、天枢等穴	大肠息肉（结肠息肉）

（待续）

应用范围	选取穴位	中医护理方案
泄泻	取足三里、大肠俞、天枢等穴	大肠息肉（结肠息肉）
头晕、血压增高	取风池、百会、太阳等穴	肾风（局灶节段性肾小球硬化）
口眼歪斜	取患侧太阳、承浆、阳白、鱼腰、承泣、四白、地仓、颊车、印堂、翳风、迎香等穴	面瘫病（面神经炎）
月经异常	取关元、血海、三阴交等穴	带下证（盆腔炎性疾病）
倦怠乏力	取足三里、三阴交等穴	慢性肾衰（慢性肾衰竭）
腰酸膝软	取气海、足三里、三阴交等穴	慢性肾衰（慢性肾衰竭）
皮肤瘙痒	取曲池、合谷、血海、足三里等穴。水肿明显者不宜采用	慢性肾衰（慢性肾衰竭）
排尿困难	取气海、关元、阴陵泉、三阴交等穴	肛痈（肛门直肠周围脓肿）
腹胀	取足三里、脾俞、大肠俞、肺俞等穴	结直肠癌
腹泻	取中脘、天枢、气海、关元、脾俞、胃俞、足三里等穴	结直肠癌
黏液血便	取中脘、百会、足三里、三阴交、脾俞、梁门等穴	结直肠癌
膝关节僵硬	取阿是穴、阳陵泉、内膝眼、外膝眼、阴陵泉、足三里、解溪等穴	膝痹病（膝关节骨性关节炎）
呕吐痰涎	取双侧内关、合谷、足三里穴	眩晕病（原发性高血压）
心悸气短	取内关、通里穴；配穴：取大陵、心俞、膻中、劳宫、照海穴	眩晕病（原发性高血压）
头痛	取太阳、印堂、风池、百会穴	眩晕病（原发性高血压）
胸闷胸痛	取内关、神门、心俞穴	胸痹心痛病
肢体麻木、疼痛、肢冷	取足三里、阳陵泉、三阴交、涌泉穴	消渴病（2型糖尿病）
视物模糊	取睛明、四白、丝竹空穴	消渴病（2型糖尿病）
腰膝酸软	取气海、关元、涌泉穴	消渴病（2型糖尿病）
头晕、血压增高	取风池、百会、太阳穴	肾风（IgA肾病）
发热	取合谷、曲池或耳尖、大椎穴	肺癌

（待续）

应用范围	选取穴位	中医护理方案
恶心呕吐	取合谷、内关穴	肺癌
喘息气短	取列缺、内关、气海、足三里穴	喘病(慢性阻塞性肺疾病急性发作期)
腹胀纳呆	取足三里、中脘、内关穴	喘病(慢性阻塞性肺疾病急性发作期)
舌强语蹇	取廉泉、哑门、承浆、通里穴	中风(脑梗死恢复期)
二便失禁	取肾俞、八髎、足三里、天枢穴	中风(脑梗死恢复期)
		中风(脑梗死急性期)
半身不遂	患侧上肢取极泉、尺泽、肩髃、合谷等穴;患侧下肢取委中、阳陵泉、足三里穴	中风(脑梗死急性期)
眩晕	取百会、太阳、风池、内关、曲池穴	中风(脑梗死急性期)
	取百会、风池、上星、头维、太阳、印堂穴	眩晕病(原发性高血压)
高热	取大椎、合谷、曲池穴	中风(脑梗死急性期)
言语蹇涩	取廉泉、哑门、承浆、大椎穴	中风(脑梗死急性期)
不寐	取太阳、印堂穴	项痹病(神经根型颈椎病)
疮周痒痛	取中脘、足三里、内关、合谷、曲池穴	臁疮(下肢溃疡)
喘促	取风门、肺俞、合谷穴	心衰病(心力衰竭)
心悸气短	取神门、心俞、肾俞、三阴交、内关穴	胸痹心痛病

艾灸

应用范围	选取穴位	中医护理方案
泡沫尿(蛋白尿)	取足三里、肾俞、脾俞、气海、三阴交等穴	消渴病肾病(糖尿病肾病)
	取气海、关元、足三里等穴位	肾风(局灶节段性肾小球硬化)
恶心呕吐	取膈俞、胃俞、神阙等穴	消渴病肾病(糖尿病肾病)
	取中脘、关元、足三里、神阙等穴	乳腺癌

(待续)

续表

应用范围	选取穴位	中医护理方案
疼痛	取气海、关元等穴	带下证(盆腔炎性疾病)
嗳气反酸	取肝俞、胃俞、足三里、中脘、神阙等穴	胃疡(消化性溃疡)
倦怠乏力	取关元、足三里等穴	慢性肾衰(慢性肾衰竭)
腰酸膝软	取肾俞、气海、关元等穴位行温和灸	慢性肾衰(慢性肾衰竭)
	肾俞、关元、气海、三阴交	消渴病(2型糖尿病)
	取肾俞、气海、关元等穴	肾风(局灶节段性肾小球硬化)
	取肾俞、神阙、气海、关元、三阴交等穴	消渴病痹症(糖尿病周围神经病变)
胃脘疼痛	取中脘、神阙、气海、关元等穴	胃疡(消化性溃疡)
	取中脘、气海、关元、足三里穴	胃脘痛(慢性胃炎)
	取神阙、中脘、下脘、建里、天枢穴	胃脘痛(慢性胃炎)
	取中脘、内关、足三里等穴	呕吐(急性胃炎)
排尿困难	取气海、关元、中极等穴	肛痈(肛门直肠周围脓肿)
腹胀	取神阙、关元、足三里等	结直肠癌
	取足三里、中脘、天枢等穴。湿热内阻、肝肾阴虚发热者忌用此法	积聚(肝硬化)
	取中脘、肝俞等穴	胃癌
腹泻	取关元、气海、足三里等穴	结直肠癌
嗳气、恶心呕吐	取脾俞、胃俞、中脘、足三里等穴	胆胀(胆囊炎)
腹胀纳呆	取中脘、足三里等穴	肺胀(慢性阻塞性肺疾病稳定期)
喘息气短	取大椎、肺俞、命门、足三里、三阴交、气海等穴,用补法	肺胀(慢性阻塞性肺疾病稳定期)
胸闷胸痛	取心俞、膈俞、膻中、足三里、内关、气海等穴;气虚血瘀者,给予隔姜灸,取心俞、膻中、关元、气海等穴;也可给予艾条灸,取足三里、内关等穴。气阴两虚、痰热内扰病症者慎用此方法	促脉证(阵发性心房颤动)

(待续)

续表

应用范围	选取穴位	中医护理方案
便秘	取气海、三阴交、足三里等穴	混合痔
	取关元、神阙、气海、足三里、上巨虚、下巨虚等穴	结直肠癌
	取神阙、天枢、气海、关元穴	中风（脑梗死急性期）
纳呆	取脾俞、中脘、足三里等穴	积聚（肝硬化）
晨僵	悬灸阿是穴	尪痹（类风湿性关节炎）
疲乏无力	取足三里、关元、气海等穴	尪痹（类风湿性关节炎）
关节畸形	取阿是穴	尪痹（类风湿性关节炎）
膝关节疼痛	取阿是穴、阳陵泉、内膝眼、外膝眼等穴	膝痹病（膝关节骨性关节炎）
倦怠乏力	取足三里、关元、气海等穴	消渴病（2型糖尿病）
便溏	以肚脐为中心，上、下、左、右旁开1~1.5寸，时间5~10分钟	肺癌
		胃癌
喘息气短	取大椎、肺俞、命门、足三里、三阴交穴	喘病（慢性阻塞性肺疾病急性发作期）
半身不遂	患侧上肢取极泉、尺泽、肩髃、合谷等穴；患侧下肢取委中、阳陵泉、足三里穴	中风（脑梗死急性期）
二便失禁	取神阙、气海、关元、百会、三阴交、足三里穴	中风（脑梗死急性期）
		中风（脑梗死恢复期）
胸闷胸痛	取足三里、内关穴	胸痹心痛病
呕吐	取中脘、内关、足三里等穴	呕吐（急性胃炎）
脘腹胀满	取中脘、天枢等穴	呕吐（急性胃炎）
腹痛	取关元、天枢、大肠俞等穴	大肠息肉（结肠息肉）
泄泻	取神阙、中脘、天枢、关元、气海等穴	大肠息肉（结肠息肉）
尿量异常	取肾俞、关元、足三里与命门、气海、三阴交，两组穴位交替	肾风（局灶节段性肾小球硬化）
面部抽搐	风寒袭络证者取翳风、四白、颊车等穴	面瘫病（面神经炎）
视物模糊	取光明、足三里等穴	青盲（视神经萎缩）

（待续）

续表

应用范围	选取穴位	中医护理方案
肢体麻木、挛急、疼痛	取地机、委中等穴	消渴病痹症（糖尿病周围神经病变）
肢体痿软、无力	取气海、关元、足三里、三阴交等穴	消渴病痹症（糖尿病周围神经病变）
胃脘痛	取脾、胃、交感、神门等穴	胃癌
吞酸、嗳气	取胃俞、足三里、中脘等穴	胃癌
胃灼热、反酸嘈杂	取神阙、中脘、天枢等穴	吐酸病（胃食管反流病）
倦怠乏力	取足三里、关元、气海穴	消渴病（2型糖尿病）
胸骨后灼痛	取中脘、气海、关元、足三里等穴	吐酸病（胃食管反流病）

穴位贴敷

应用范围	选取穴位	中医护理方案
胃脘疼痛	隐痛取中脘、建里、神阙、关元等穴；胀痛取气海、天枢等穴	胃疡（消化性溃疡）
	取中脘、胃俞、足三里、梁丘穴	胃脘痛（慢性胃炎）
	取脾俞、胃俞等穴	胃癌
	取中脘、胃俞、脾俞、足三里、梁丘等穴	呕吐（急性胃炎）
嗳气反酸	取足三里、天突、中脘、内关等穴	胃疡（消化性溃疡）
喘息哮鸣	取肺俞、天突、天枢、定喘等穴，三伏贴效果尤甚	哮病（支气管哮喘）
右胁疼痛	取胆囊、章门、期门等穴	胆胀（胆囊炎）
右胁胀满不适	取脾俞、胃俞、神阙、中脘等穴	胆胀（胆囊炎）
恶心呕吐	取肝俞、胆俞、中脘、足三里等穴	胆胀（胆囊炎）
纳呆	取中脘、胃俞、足三里等穴	胆胀（胆囊炎）
喘息气短	取大椎、定喘、肺俞、脾俞、天突等穴	肺胀（慢性阻塞性肺疾病稳定期）

（待续）

续表

应用范围	选取穴位	中医护理方案
自汗盗汗	取神阙等穴	肺胀(慢性阻塞性肺疾病稳定期)
腹胀纳呆	取中脘、气海、关元、神阙等穴	肺胀(慢性阻塞性肺疾病稳定期)
心悸	取关元、气海、膻中、足三里、太溪、复溜、内关、三阴交等穴	促脉证(阵发性心房颤动)
胸闷胸痛	取心俞、膈俞、脾俞、肾俞、内关、膻中等穴	促脉证(阵发性心房颤动)
气短乏力	取内关、神门、关元、气海等穴	促脉证(阵发性心房颤动)
胁痛	取肝俞、章门、阳陵泉等穴	积聚(肝硬化)
腹胀	取神阙穴	积聚(肝硬化)
关节畸形	取阿是穴	尪痹(类风湿性关节炎)
疲乏无力	取肾俞、脾俞、足三里等穴	尪痹(类风湿性关节炎)
关节肿痛	取阿是穴	尪痹(类风湿性关节炎)
咳嗽咳痰	取肺俞、膏肓、定喘、天突等穴	哮病(支气管哮喘)
肛周疼痛	取足三里、三阴交、承山、大肠俞、天枢等穴	肛漏病(肛瘘)
便秘	神阙穴	肛痈(肛门直肠周围脓肿)
		胸痹心痛病
疼痛	取肝俞、胆俞等穴	肝胆管结石急性发作期
排尿困难	取神阙等穴	肛痈(肛门直肠周围脓肿)
腹泻	取神阙、内关、足三里等穴	结直肠癌
关节肿胀	肩痹取曲池、肩髃、手三里等穴,膝痹取足三里、委中、阳陵泉等穴	骨痹(骨关节病)
眩晕	取双足涌泉穴	眩晕病(原发性高血压)
		中风(脑梗死急性期)
心悸气短	取关元、气海、膻中、足三里、太溪、复溜穴	胸痹心痛病

(待续)

续表

应用范围	选取穴位	中医护理方案
胸闷胸痛	取心俞、膈俞、脾俞、肾俞穴	胸痹心痛病
倦怠乏力	取肾俞、脾俞、足三里穴	消渴病（2型糖尿病）
肢体麻木、疼痛、肢冷	取涌泉穴	消渴病（2型糖尿病）
胃脘胀满	取脾俞、胃俞、肾俞、天枢、神阙、中脘、关元穴	胃脘痛（慢性胃炎）
咳嗽咳痰	取肺俞、膏肓、定喘、天突穴	喘病（慢性阻塞性肺疾病急性发作期）
腹胀纳呆	取中脘、气海、关元、神阙穴	喘病（慢性阻塞性肺疾病急性发作期）
痰多息促	取肺俞、膏肓、定喘、天突穴	中风（脑梗死急性期）
头痛	取两侧太阳穴	眩晕病（原发性高血压）
疲乏无力	取脾俞、肾俞、足三里等穴	急性非淋巴（髓）细胞白血病
呕吐	取中脘、足三里、内关、膈俞、脾俞、胃俞等穴	呕吐（急性胃炎）
颜面麻木	取患处颊车、地仓、太阳、翳风等穴	面瘫病（面神经炎）
肢体麻木、挛急、疼痛	取涌泉等穴	消渴病痹症（糖尿病周围神经病变）
肢体痿软、无力	取肾俞、脾俞、足三里等穴	消渴病痹症（糖尿病周围神经病变）
胃灼热、反酸嘈杂	取天枢、中脘、膈俞、天突等穴	吐酸病（胃食管反流病）
嗳气、胃脘胀满	取中脘、天枢、胃俞等穴	吐酸病（胃食管反流病）
瘙痒	取神阙穴	白疕（寻常性银屑病）
脘腹胀满	取脾俞、胃俞、天枢、中脘等穴	呕吐（急性胃炎）
腹痛	取中脘、天枢、胃俞、关元等穴	大肠息肉（结肠息肉）
泄泻	取天枢、神阙、关元等穴	大肠息肉（结肠息肉）

中药外敷

应用范围	选取穴位 / 部位	中医护理方案
腰膝酸软	取双侧肾俞、三焦俞等穴	肾风(局灶节段性肾小球硬化)

中药离子导入

应用范围	选取穴位 / 部位	中医护理方案
视物模糊	取太阳穴	青盲(视神经萎缩)
	——	消渴目病(糖尿病视网膜病变)
目睛干涩	眼部中药离子导入	消渴目病(糖尿病视网膜病变)
肢体麻木、挛急、疼痛	取足三里、地机、太溪、涌泉等穴	消渴病痹症(糖尿病周围神经病变)
腹胀	取神阙、大肠俞、内关、脾俞、胃俞、肺俞等穴	结直肠癌
咳嗽咳痰	离子导入的部位为背部湿啰音最明显处	肺胀(慢性阻塞性肺疾病稳定期)
胸闷胸痛	取手少阴心经、手厥阴心包经、足太阳膀胱经的背俞穴	胸痹心痛病

穴位注射

应用范围	选取穴位	中医护理方案
恶心呕吐	取足三里等穴	肝胆管结石急性发作期
嗳气反酸	取足三里、内关等穴	胃疡(消化性溃疡)
右胁疼痛	取胆囊等穴	胆胀(胆囊炎)
右胁胀满不适	取足三里、胆囊等穴	胆胀(胆囊炎)
嗳气、恶心呕吐	取双侧足三里、胆囊等穴	胆胀(胆囊炎)
发热	取曲池等穴	胆胀(胆囊炎)

(待续)

应用范围	选取穴位	中医护理方案
腹胀	取双侧足三里穴	结直肠癌
肢体麻木	取足三里、环跳、委中、承山穴	腰椎间盘突出症
胃脘胀满	取双侧足三里、合谷穴	胃脘痛（慢性胃炎）
嗳气反酸	取双侧足三里、内关穴	胃脘痛（慢性胃炎）
呕吐	取足三里或内关穴	呕吐（急性胃炎）
脘腹胀满	取双侧足三里、合谷穴	呕吐（急性胃炎）
腹痛	取天枢、三阴交、足三里等穴	大肠息肉（结肠息肉）
眼睑闭合不全	取足三里、三阴交等穴	面瘫病（面神经炎）
颜面麻木	取患侧太阳、承浆、阳白、鱼腰、承泣、四白、地仓、颊车、印堂、翳风、迎香等穴	面瘫病（面神经炎）
面部抽搐	取患侧颊车、地仓、迎香、四白等穴	面瘫病（面神经炎）
视物模糊	取太阳穴、肾俞、肝俞等穴	青盲（视神经萎缩）
胃灼热、反酸嘈杂	取足三里、合谷等穴	吐酸病（胃食管反流病）
嗳气、胃脘胀满	取足三里、合谷等穴	吐酸病（胃食管反流病）

中药泡洗

应用范围	选取穴位	中医护理方案
夜寐不安	每晚睡前半小时遵医嘱予中药泡足	促脉证（阵发性心房颤动）
	——	暴聋（突发性耳聋）
咳嗽咳痰	双足	肺胀（慢性阻塞性肺疾病稳定期）

中药湿敷

应用范围	选取穴位	中医护理方案
疼痛	取小腹、腰骶部；注意经期不宜操作	带下证（盆腔炎性疾病）

药熨法

应用范围	选取穴位	中医护理方案
月经异常	取下腹部和腰骶部,注意经期不宜操作	带下证(盆腔炎性疾病)
腰酸膝软	每日治疗 2 次(或遵医嘱加减),每次治疗40~60 分钟	慢性肾衰(慢性肾衰竭)
排尿困难	取气海、关元、阴陵泉等穴	肛痈(肛门直肠周围脓肿)
胃脘疼痛	取胃脘部	胃疡(消化性溃疡)
胁痛	热熨疼痛部位	积聚(肝硬化)
腹胀	热熨腹部,湿热内阻证不宜此法	积聚(肝硬化)

拔罐

应用范围	选取穴位	中医护理方案
喘息哮鸣	取肺俞、膏肓、定喘等穴	哮病(支气管哮喘)
胃脘疼痛	取脾俞、胃俞、肾俞、肝俞等穴	胃疡(消化性溃疡)
	取足三里、脾俞、胃俞等穴	呕吐(急性胃炎)
膝关节疼痛	取阴陵泉、足三里、解溪等穴	膝痹病(膝关节骨性关节炎)
胃脘疼痛	取背俞穴	胃脘痛(慢性胃炎)
咳嗽咳痰	取肺俞、膏肓、定喘、脾俞、肾俞等穴	喘病(慢性阻塞性肺疾病急性发作期)
		哮病(支气管哮喘)
	取大椎、定喘、肺俞、风门、膏肓等穴	肺胀(慢性阻塞性肺疾病稳定期)
皮损肥厚浸润、经久不退	适用于肌肤丰厚处	白疕(寻常性银屑病)

温灸

应用范围	选取穴位	中医护理方案
腰痛、腰酸	取肾俞、气海俞、关元穴	肾风（IgA 肾病）
泡沫尿（蛋白尿）	取足三里、气海穴	肾风（IgA 肾病）
尿量异常（少尿、无尿、多尿、夜尿）	取肾俞、关元、足三里与命门、气海、三阴交穴	肾风（IgA 肾病）
便秘	脾弱气虚者取脾俞、气海、太白、三阴交、足三里穴。肠道气秘者取太冲、大敦、大都、支沟、天枢穴。脾肾阳虚者取肾俞、大钟、关元、承山、太溪穴	中风（脑梗死恢复期）

刮痧

应用范围	选取穴位	中医护理方案
耳聋	取风池、翳风、听宫、耳门等穴；背部取大杼、风门、肺俞等穴	暴聋（突发性耳聋）
恶寒发热	取合谷、曲池、大椎、太阳、风池等穴	外感发热（上呼吸道感染）
发热	取合谷、曲池、大椎等穴	肛痈（肛门直肠周围脓肿）
	取大椎、风池、肺俞、脾俞穴	喘病（慢性阻塞性肺疾病急性发作期）
便秘	刮脊部膀胱经腰骶段，大肠俞刮至出痧；刮督脉腰阳关至长强至潮红或至出痧；刮肚脐两侧天枢、大横穴至出痧	混合痔

其他

	应用范围	选取穴位	中医护理方案
红外线照射	胃脘痛	取中脘、天枢、足三里等穴	呕吐（急性胃炎）
	腹痛	取神阙、天枢、关元、气海等穴	大肠息肉（结肠息肉）
低频脉冲	嗳气反酸	取中脘、内关、足三里、合谷、胃俞、膈俞穴	胃脘痛（慢性胃炎）
	腰酸膝软	取中极、三阴交、阴陵泉等穴	慢性肾衰（慢性肾衰竭）
中频低频	半身不遂	虽侧上肢取肩井、曲池、合谷、外关等穴；虽侧下肢取委中、昆仑、悬钟、阳陵泉穴	中风（脑梗死恢复期）
中药贴敷	二便失禁	取中脘或神阙穴	中风（脑梗死恢复期）
中频药透	瘙痒	取曲池、内关、足三里、三阴交等穴	白疕（寻常性银屑病）
中药口护	咽痛	指导患者仰头含漱，含漱液含口中1~2分钟后吐出，含漱后不要立刻漱口、进食（半小时后可漱口、进食）	紫癜风（过敏性紫癜）
TDP电磁波	胃脘疼痛	取中脘、天枢、关元、中极穴	胃脘痛（慢性胃炎）
醒脑开窍药枕	意识障碍	取头部腧穴，如风池、风府、哑门、大椎穴	中风（脑梗死急性期）
姜灸	胸闷胸痛	取心俞、膈俞、膻中、气海穴	胸痹心痛病

参考文献

1. 刘秀英. 中西医结合外科护理学. 北京：人民卫生出版社, 2004.
2. 徐桂华. 内科护理学. 北京：中国中医药出版社, 2006.
3. 张燕生. 外科护理学. 北京：中国中医药出版社, 2005.
4. 尤黎明. 内科护理学. 第四版. 北京：人民卫生出版社, 2007.
5. 郑修霞. 妇产科护理学. 北京：中国中医药出版社, 2005.
6. 汪受传. 儿科护理学. 北京：中国中医药出版社, 2005.
7. 刘秀英. 中西医结合外科护理学. 北京：人民卫生出版社, 2004.
8. 徐桂华. 内科护理学. 北京：中国中医药出版社, 2006.
9. 张燕生. 外科护理学. 北京：中国中医药出版社, 2005.
10. 尤黎明. 内科护理学（第四版）. 北京：人民卫生出版社, 2007.
11. 郑修霞. 妇产科护理学. 北京：中国中医药出版社, 2005.
12. 汪受传. 儿科护理学. 北京：中国中医药出版社.
13. 关于组织局重点中西医结合医院建设单位申报工作的通知. 国中医药办 [2003]35 号.
14. 中西医结合医院工作指南（2011 年版）. 国中医医政发 [2011]31 号.
15. 2010 年中医医院管理年活动中西医结合医院检查评估细则. 国中医药医政综合便函〔2010〕150 号.
16. 三级中医医院、中西医结合医院和民族医院评审标准实施细则. 国中医药办医政发〔2012〕29 号.
17. 三级中西医结合医院以"以患者为中心，发挥中医药特色优势提高中医临床疗效"为主题的持续改进活动方案实施细则. 国中医药办医政发〔2013〕19 号.

18. 国家中医药管理局关于加强中医护理工作的意见. 国中医药医政发〔2013〕42号.

19. 郭淑明, 贾爱芹. 影响护理质量的相关原因分析与对策 [J]. 护理研究.2012, 26（9）: 2585-2586.

20. 皮红英, 王玉玲. 护理标准化体系的构建和临床实践 [J]. 中国护理管理杂志.2015, 15（8）: 899-901.

21. 张婷, 郭渝成. 适应研究型医院发展, 构建护理科研团队 [J].2013, 17（7）: 64-65.

22. 国家中医药管理 52 个病种中医护理方案.

23. 付艳鹏. 中西医结合护理在腹外疝患者中的应用措施 [J]. 中西医结合心血管病电子杂志,2015, 3（5）: 144-145.

24. 武汉市中西医结合医院. 中西医结合护理常规 [M]. 武汉: 湖北科学技术出版社,2004.

25. 24 个专业病种 104 个病种中医诊疗方案 [M]. 国家中医药管理局医政司,2011.

26. 24 个专业病种 105 个病种中医诊疗方案 [M]. 国家中医药管理局医政司,2011.

27. 张燕生, 路潜. 外科护理学 [M]. 北京: 中国中医药出版社,2005.

28. 吴咸中. 腹部外科实践（第三版）[M]. 天津: 天津科学技术出版社,2004.

29. 魏玮, 唐艳萍. 消化系统西医难治病种中西医结合诊疗方略 [M]. 北京: 人民卫生出版社,2012.

30. 孙秋华, 李建美. 中医护理学 [M]. 北京: 中国中医药出版社,2010.

天津市中西医结合急腹症临床医学研究中心介绍

天津市中西医结合医院（南开医院）始建于 1947 年。如今，是一家以中西医结合为主要特色，中西医结合临床外科为龙头学科，集医疗、科研、教学、预防为一体的三级甲等综合性医院，曾获全国重点中西医结合医院等荣誉称号。设有《中西医结合外科》杂志社、中西医结合外科博士后流动站及天津市中西医结合急腹症研究所。天津市中西医结合研究院挂靠在我院。医院开设临床、医技科室 40 余个，开放床位 1000 张，建筑面积近 12 万平方米，拥有现代化的功能设计和管理流程以及协调优美的就医环境。

2015 年经过申报，南开医院被认定为"天津市中西医结合急腹症临床医学研究中心"。

作为天津市中西医结合急腹症临床医学研究中心的一个重要分支，我院中西医结合临床护理重点专科始终围绕医院急腹症病种为核心，以中西医结合护理模式的构建与研究、路径化的中西医结合护理及护理管理为主要研究方向，是国家中医药管理局"十二五"重点专科培育项目，是中华中医药学会护理专业委员会副主任单位、天津市中西医结合学会护理专业委员会主任委员单位，也是天津市卫生计划生育委员会中医护理质控中心挂靠单位。作为全国中医护理骨干人才培养基地,共培养来自全国 25 个省市 200 余名学员。中西医结合护理专科将乘借"天津市中西医结合急腹症临床医学研究中心"这一平台,对于急腹症患者预防、标准化护理、康复、出院延续护理等患者管理方面发挥应有作用,紧密配合医疗工作,在开展中西医特色护理、辨证施护、病情观察、情志养生、促进康复等方面均发挥极大作用。